长寿的吃法

古风村的四季养生食谱

（日）山田刚 著

（日）草野薰 绘

张彤 费腾 译

监修 **秋山龙三**

古风村·自然食养学会创始人

化学工业出版社

·北京·

病気、不調知らずのからだになれる ふるさと村の食養ごはん

BYOKI FUCHO SHIRAZUNOKARADA NI NARERU FURUSATOMURA NO SHOKUYOU GOHAN

Copyright©2021 by Ryuzo Akiyama, Tsuyoshi Yamada, Kaoru Kusano

Illustrations©by KUSANO KAORU

Original Japanese edition published by Discover 21, Inc., Tokyo, Japan

Simplified Chinese edition is published by arrangement with Discover 21, Inc.

through Chengdu Teenyo Culture Communication Co., Ltd.

本书中文简体字版由 Discover 21, Inc. 授权化学工业出版社独家出版发行。

北京市版权局著作权合同登记号：01-2024-5325

图书在版编目（CIP）数据

长寿的吃法：古风村的四季养生食谱／（日）山田刚著；草野薰绘；张彤，费腾译. -- 北京：化学工业出版社，2024. 11. -- ISBN 978-7-122-46454-5

Ⅰ. R247.1；TS972.161

中国国家版本馆 CIP 数据核字第 2024XK6795 号

责任编辑：丰　华　王　雪　　　　　　装帧设计：子鹏语衣
责任校对：宋　夏

出版发行：化学工业出版社（北京市东城区青年湖南街 13 号 邮政编码 100011）
印　　装：天津市银博印刷集团有限公司
880mm×1230mm　1/32　印张 9½　字数 300 千字　　2025 年 6 月北京第 1 版第 1 次印刷

购书咨询：010-64518888　　　　　售后服务：010-64518899
网　　址：http://www.cip.com.cn
凡购买本书，如有缺损质量问题，本社销售中心负责调换。

定　　价：68.00 元　　　　　　　　　　　　　　　　版权所有　违者必究

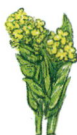

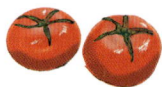

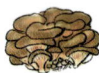

"膳食养生"正当时

"食物会转化成血液，血液会充养身体。"

"膳食是生存的必要条件，同时也会影响寿命的长短。"

"高质量饮食、少食和仔细咀嚼都是可以延长寿命的方法。"

秋山老师在位于日本静冈县伊豆半岛南端的"古风村"教授膳食养生法，从上述语言可以看出他的观点。

关于膳食养生，秋山老师说："这与人们一直以来的生活方式、饮食、体质、病史、运动程度、现在的身体状况及季节都有很大的关系，所以很难总结出一套万能的膳食养生食谱。"

本人认为，现如今正是需要"膳食养生"之时，为了验证自己的这个想法，也为了满足大家对养生食谱的迫切需求，我一直在古风村体验生活。直到通过实践秋山老师的四季养生食谱，我的身体状况得到了改善之后，才与草野薫老师共同编写这本书。

由于秋山老师年事已高，他从数年前就退出了膳食养生的指导工作，这次作为收山之作，他担任了本书的审定工作。

我一直在记录秋山老师研制的料理及他说过的话。我在记录的同时，也一直在思考"老师没能全部表达出来的内容是什么？""自己该如何去遵循实践？"通过反复请教老师对膳食养生的理解及其烹饪方法，最终我找到了属于自己的答案。

这本书，会介绍秋山老师研制的很多食谱，让大家在理解何谓膳食养生的同时，还能进行适当的膳食养生实践。

邂逅"古风村"的秋山老师

容我稍微讲述一下自己的故事。我于45岁那年，在工作了20年的公司离职后，便开始重新审视自己的生活模式。在从事了2年左右与农业相关的工作后，觉得不太适合自己，于是产生了一种强烈的想法——接下来的人生，要做自己真正想做的事情，过上一种能自给自足的生活，活得要像神仙般逍遥自在。

为了实现自己的这个梦想，首先要寻找一处有山泉水的深山老林，结果碰巧在伊豆介绍别墅的地图上发现了"古风村"，这就是我与"古风村"邂逅的开端。

在一番调查后，我发现在这处深山老林的尽头，有人居住在那里，他开辟了一块土地，将山泉水作为饮用水，过着自给自足的生活。

这不正是我朝思暮想的生活吗？

这个人，就是"秋山龙三老师"。

古风村的膳食改变了我的身体

我也想像秋山老师那样度过自己的后半生。于是，从2011年开始，我就住进了古风村，学习专业的有机农业知识和自给自足的农耕技术，早晚两餐采用老师独创的饮食方式。

一段时间后，我发现自己的身体状况得到了明显的改善。

我自幼体弱多病，还频繁地喝功能性营养饮料，一直在持续不健康的生活状态，导致我即使运动，身体也不排汗。如果在炎热天气下长时间工作，就会发烧，不得不中途放弃。

但是，在古风村生活了3个月之后，我的胸部和背部开始一点一点地出汗了，身体不灵活的情况也减少了。而以前，我在别处同样体验过半年的农村生活，那时的身体状况却没有得到一丁点的改善……

到了第2年，运动对于我而言变得不再痛苦了。一直以来，我一在太阳底下运动就难受，身体感觉像霜打的茄子般，不能长时间运转。但如今我运动的时候能够排汗了，心情也变得更加愉悦，原来最讨厌夏天，现在也变得非常喜欢了。

早晨起床，感觉神清气爽的时候增多了，也顿悟到，之前那些自以为是的舒适行为根本就是错觉罢了。比如，此前一直喜欢吃甜点或热衷于在外就餐，现在已经根本不需要大快朵颐了。

最初，我来这里的目的只是想掌握自给自足的生存技术，但随着亲自体验膳食养生，使自己的身体状况慢慢得到了改善之后，便开始系统地学习膳食养生了。

我意识到，要想更好地进行膳食养生实践，必须自己学会烹饪。

可自己一直以来没有任何烹饪经验。初来村子的2年，早饭都是秋山老师来做，晚饭我会自己尝试着做。到了第3年，早晚两餐全部都是自己做了。

秋山老师传授我的内容，不仅仅是关于膳食养生的，还涉及其他多个方面。最初2年我跟秋山老师记的笔记就有30本以上，记录下来的老师的话都是我的珍宝。通过多次复习笔记，反复询问老师，并持续地思考，进行融会贯通，才得以使本书能尽可能完美地呈现给大家。

秋山式膳食养生的起源

开辟了古风村膳食养生先河的秋山老师，于 1931 年出生于千叶县，是家中的老小，由祖母养育长大。老师的祖母自幼开始就过着糙米素食和少食的生活，熟知山野菜和中草药，一直自己做味噌和咸梅干。

这样的祖母向他传授了食物以及生活方面的知识，老师自然而然地继承了与现代人大相径庭的"古法饮食习惯和生活方式"。

秋山老师坚持学习了 20 多年的膳食养生知识。为寻求清澈的山泉水，他不辞辛苦地找到了西伊豆地区，在那里开辟了古风村，开始了自给自足的生活，并进行膳食养生指导工作。

本书将介绍秋山老师一路实践的"正确饮食"，即何谓对身体有益的料理。关于膳食养生的调味以及在烹饪前要知晓的事情，将在第 1 章进行介绍；在第 2 章会详细介绍基于秋山式膳食养生理念的每日自主基本饮食；在第 3 到 6 章，按照春、夏、秋、冬的顺序，介绍时令食材和对膳食养生实践有参考价值的食谱；第 7 章介绍了四季均可以食用的干菜和豆类食品的食谱。

无论如何忙碌，抑或时间如何紧张，身处于怎样的社会环境下，每天都要好好吃饭。这正是"生存"之所需。

因此，希望大家参考本书内容，务必体验一下在每日生活当中，通过膳食养生使自己的身体状况得到改善的喜悦。

山田刚

目　录

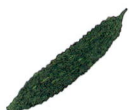

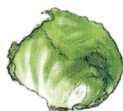

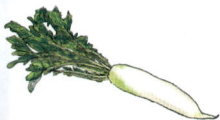

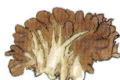

第 5 章 / 秋季美食　　166

第 6 章 / 冬季美食　　212

第7章/四季均可食用的 美食　259

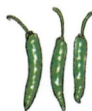
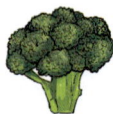
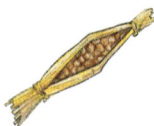
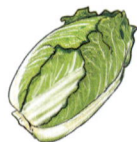

第1章

何谓古风村的"养生食谱"

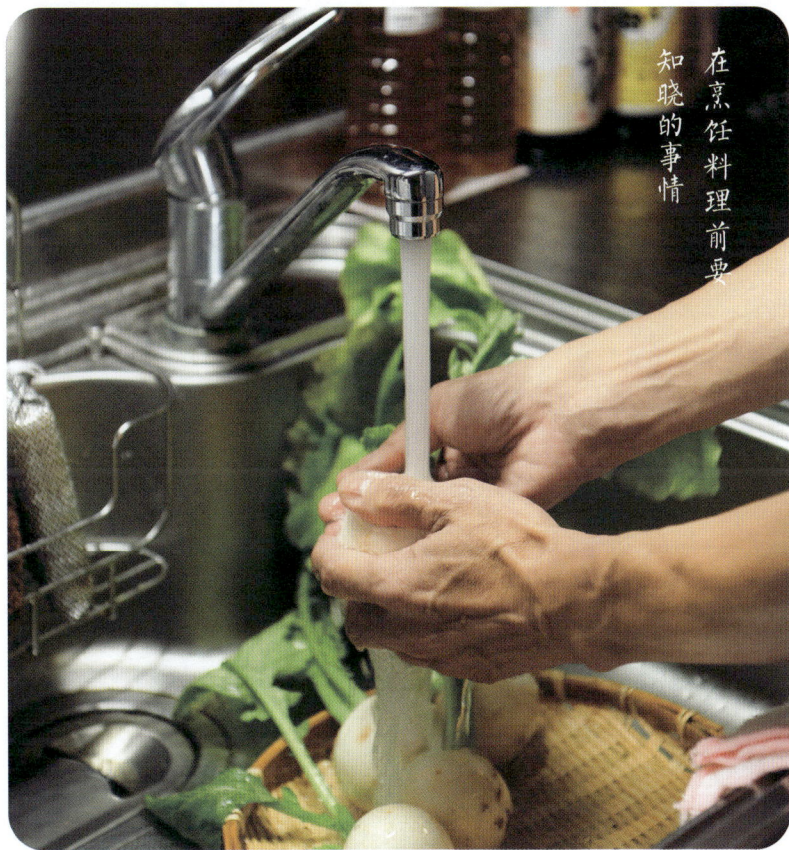

在烹饪料理前要知晓的事情

养生食谱中的 3 个限制

所谓膳食养生，简单点说，就是认为现代饮食生活和日常习惯的巨大变化，是引发疾病和身体不适的原因，可以通过饮食来改变身体状况。特别是以下 4 种情形，秋山老师将其视为导致身体不适的主要原因。

① 过量摄取肉、油、糖

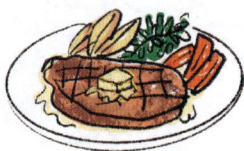 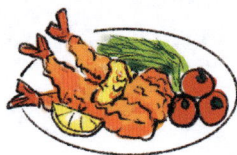 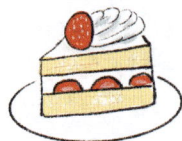

肉　　　　　　　　　　　油　　　　　　　　　　　糖

② 大量摄取添加剂

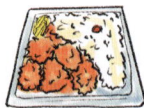 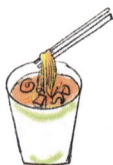 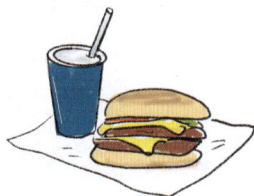

便利店便当　　　　桶装方便面　　　　快餐

长期食用含有大量添加剂的食物，会增加肾脏和肝脏的负担，损伤细胞，有可能成为癌症和其他疾病的发病原因。

③ 不仔细咀嚼 + 饮食过量

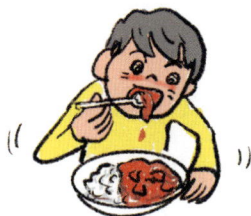

咖喱不用嚼

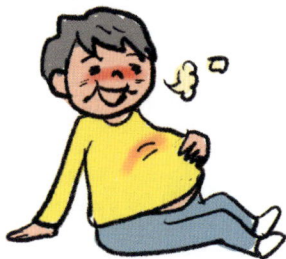

吃太多了，吃太多了

④ 基础代谢率降低

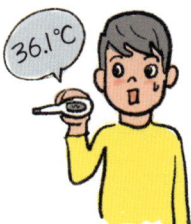

36.1℃

体温降低，基础代谢率也降低

基础代谢率降低的主要原因之一是运动不足。不仅如此，糖分摄取过多也可能成为基础代谢率降低的原因。此外，忽视食材的季节性，一整年都吃一些使身体受寒的蔬菜，也会成为基础代谢率降低的原因。所以说，饮食生活和日常习惯都会影响基础代谢率，有时还会影响免疫力。

拿我自己来说，在遇见秋山老师的古风村膳食养生法之前，就出现了上述的所有情况。不过，我在坚持食用老师的料理之后，身体状况得到了明显的改善。究其原因，进行了下面3个限制。

1. 食材的限制

2. 食量的限制

3. 味觉的限制

接下来，逐一进行讲解。

1. 食材的限制

自古得以延续的食物

从古时候就开始使用的调料和食材是什么

接下来我们就来谈谈，膳食养生能够让身体状况得到改善的第 1 个原因——食材的限制。

前面已经叙述过，我们习以为常吃的食物，是最近 50~60 年才开始食用的，这与很早以前长期吃的食物大不相同。

那么，作为我们饮食生活的起源，距今 50~60 年前的饮食生活是什么样的呢？稍微花点时间，我们从古时候的饮食开始追溯吧。

绳文—奈良时代（794 年以前）

【狩猎·采伐】

人类自古以来多以狩猎、采伐为生，一年四季中有不同的食材可供人们食用，如青菜、蘑菇、果实和海藻、鱼虾贝类等山珍海味。

【盐田·栽种水稻】

日本古籍中就有关于"海藻盐"的记载，从中可以得知在奈良时代，人们就从盐田中提炼盐。后来，又开始从海水中获取食盐，并且在水资源丰富的地区栽种水稻。

【咸菜·酒·醋】

据记载，咸菜早在日本古代，就开始被制作并食用了。此外，酒和醋的制作工艺均是从中国传入，在奈良时代其制作工艺得到了进一步的发展。

【酱油·味噌·高汤的原型】

日本人过去会腌渍肉和鱼，将腌渍后的佐料汁和捣成糊的肉酱、鱼酱混合进行料理。但在 675 年，由于肉食禁令，谷物和杂豆便代替了肉食，成为重要的食材来源之一。

在没有肉、油和糖的时代，人们为了寻求美味，进行了各种摸索。彼时人们想享用美味的心情，与现代人是一样的。

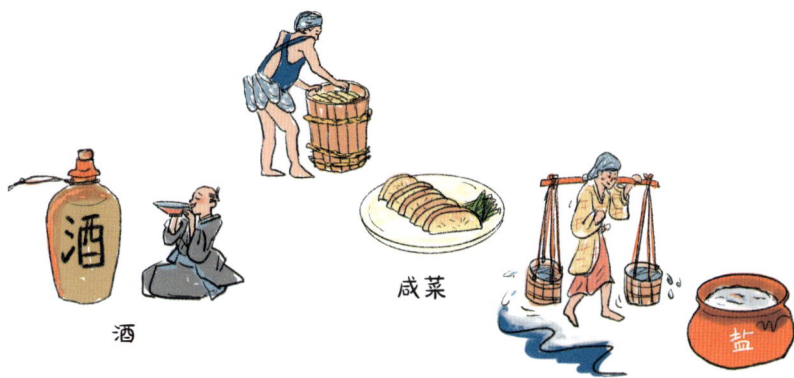

酒

咸菜

盐

经过不断的努力，他们在腌渍的谷物和杂豆里面加入曲子进行发酵，制成了一种叫"未酱"的发酵食品，这就是味噌酱的原型。此外，这个时期还发现了炖干鲣鱼汤和海带汤等美味，后来演变成了高汤。

奈良—平安时代（710—1192 年）

【烹调之后进行调味】

从古时候到奈良—平安时代，基本上在烹调过程中没有调味的步骤。食材以蒸、煮、炖为主。煮熟后，蘸着碟子里的盐、醋或未酱来食用。

【基本上是三菜一汤】

奈良时代的日本人开始使用筷子。在平安时代，米饭、汤以及被称为"拼盘"的1~3道菜摆上了餐桌，确立了三菜一汤的基本饮食结构。这个时代的贵族们，一天吃两顿精度很高的白米饭。

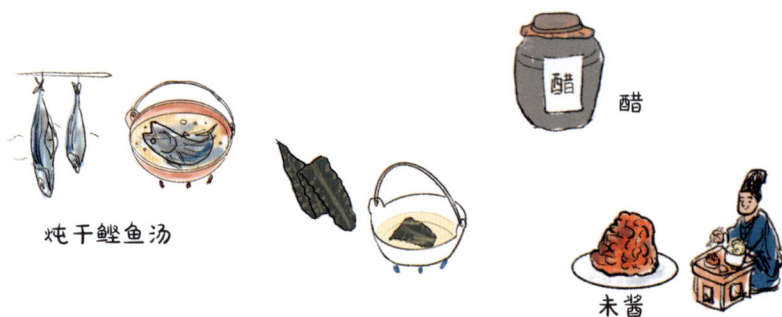

炖干鲣鱼汤

醋

末酱

镰仓—室町时代（1192—1573年）

【味噌·酱油·高汤·咸梅干】

在这个时代，味噌、酱油、高汤、咸梅干已经开始登场了。

需要高强度体力活动的人们，通过食用含丰富维生素和矿物质的糙米饭，经咸梅干、味噌等调味的鱼类和蔬菜，来增加体力。

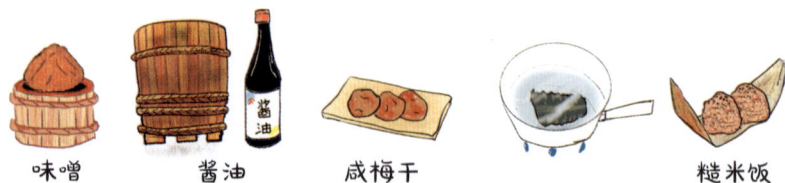

味噌　　酱油　　咸梅干　　　　　　　糙米饭

此外，也开始烹饪以高汤为基础的味噌汤和炖菜。在寺庙的斋菜中，开始使用干香菇高汤、豆腐、魔芋等食材，喝抹茶的习惯也从这时开始了。

进而，在室町时代，酱油开始推广普及，出现了与现代料理中吃生鱼片同样的饮食方式，现在通行的吃法就是在这个时候开始逐渐形成的。

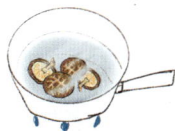

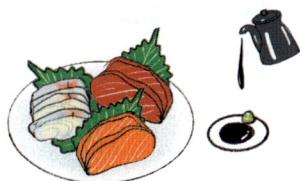

高汤　　　　　　　生鱼片和酱油

江户时代（1603—1868 年）—现代

【油】

在江户时代中期，路边摊卖天妇罗十分流行，人们知道了油的美味。但开始每天都能摄入食用油，还是在近几十年经济高速发展以后的事情。

【炒菜】

用油炒菜的烹饪方法，是明治到大正时代（1868—1926 年）传入日本的。

【砂糖】

人们开始食用砂糖在江户时代就已经开始了，但普遍使用则是在明治时代以后的事情，像现在这样，大多数食品都会放砂糖调味。

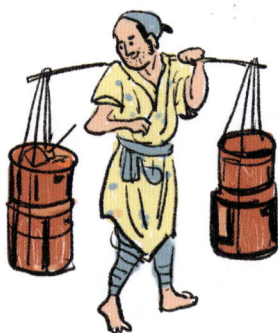

卖油

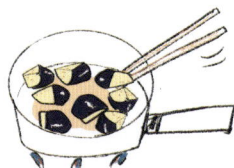

炒菜

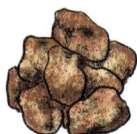

黑砂糖

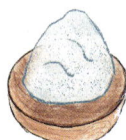

白砂糖

【肉·蛋·乳制品】

在 675 年，颁布了肉食禁令以后，一直持续了大约 1200 年的时间，很多日本人都没有吃肉。

自明治时代以后，肉重新开始作为美食被享用已经有 100 多年了，但几乎每天都吃还是近 50~60 年的事。

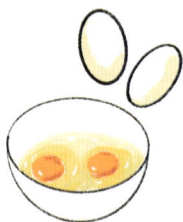

蛋

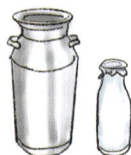

牛奶

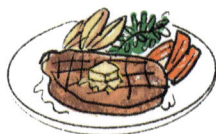

肉

【含有化学添加剂的食物】

50~60 年以前，还不像现在这样，几乎所有的食品都含有化学添加剂。

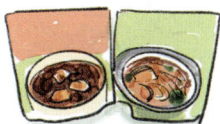

软包装食品

回顾历史发现，**日本人长期食用、维持生命的主要食材是米、咸梅干、味噌汤、咸菜、绿色蔬菜、根茎类蔬菜、藻类、鱼虾贝类、豆类、菌类等。**毫不夸张地说，我们的生命确实就是靠这些食材支撑的。

那么，当今我们的饮食情况如何呢？

在近 50~60 年期间是不是有很多第一次吃的东西？我的回答是肯定的。既有的饮食，包括所有的零食和饮料，都是近 50~60 年才开始吃的东西。

幸运的是，我的身体可以通过秋山老师的养生料理进行调整恢复。如果没能遇见老师，我应该会一直这样吃下去，即使身体不适也会以为是正常状态。

特别是现在感到身体不适的人，最好重新审视一下那些有可能给身体带来沉重负担的食物和饮食方式，开始选择身体真正需要的食物和饮食方式吧。

2. 食量的限制

吃得过饱会活动受限

1 日 2 顿养生食谱，可以精力充沛地进行活动

接下来讲解一下通过膳食养生可以使身体状况得到改善的第 2 个原因——食量的限制。

在没有电力、机械、汽车的时代，劳动全部靠人力完成。要说能让人提起精神的食物，大家往往想到肉类和蛋类，但当时吃得比较多的只有糙米饭、味噌汤、咸梅干、咸菜。人们仅仅凭借这些基本饮食，每天就要走几十公里的路程。

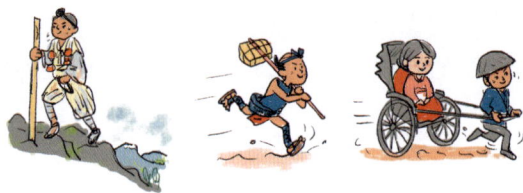

秋山老师认为"现代人是因为吃得太多而动不了"，所以他的膳食养生理念是在每天的 10 点和 18 点进食，1 日 2 餐制，不吃零食。从历史上看，1 日 3 餐的饮食习惯始于江户时代，在此之前也是 1 日 2 餐。

我刚来古风村之初，因为可以自由添饭不限量，总将满满一大碗米饭一直添到吃撑为止。但不久，就习惯了 1 日 2 餐的生活，每餐只吃一碗标准量的米饭、咸梅干、味噌汤和 3 个菜，就能精力充沛地工作一整天。

3. 味觉的限制

了解自身口味的喜好

真的需要让人上瘾的刺激性美味吗

古风村膳食养生法中的调味，绝不是一件很难的事情，但由于我们已经完全习惯了现代的饮食习惯，所以理解起来也许需要一些时间。

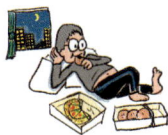

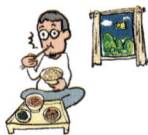

在城市时，随心所欲地吃	通过秋山老师的饮食方法，改变了自己的味觉习惯	如果你至今还不能确信这种饮食方法到底行不行	自己亲身体验一下就知道了

关于调味，秋山老师总是这样阐述：

"如果盐放多了，咸味太重，我们肯定吃不下。但咸味不足的话，还可以再加盐，所以调味淡一些才最保险。身体会告诉你真正需要的东西，并觉得那是美味的。"

在跟大家讲述调味知识之前，我想告诉大家的是，饮食的美味有 3 种。

①身体需要的美味

②长期以来培养出来的美味

也就是使用本地有限的食材和调料，在发挥出食材本身味道的同时，反复进行各种调制而制作出的美味。

③容易使人上瘾的美味

③是强烈的现代美味，使人很难再感受到①和②那种朴素的美味了。恢复身体所需的①和②的美味，在膳食养生方面变得尤为重要。也就是说，长期以来，我们的味觉已经习惯了过度的刺激性味道和化学调料。重新找到自己身体真正需要的味道，才是在膳食养生的烹饪调味中最重要的课题。

我虽然现在可以很自然地跟大家讲述这些，但在来到古风村以前，我的味觉已经完全被麻痹了，所以最初并不觉得秋山老师的料理美味。

但随着一直坚持吃养生餐，慢慢地身体状况发生了改善，味觉也随之发生了变化。

很想让大家也体验到这种味觉重置的感觉，如果像我一样，通过一段时间的膳食养生来进行味觉改造是最理想不过的了，但这个烦琐的过程容易引发焦虑。

我居住在深山中的古风村，身处于不能轻易在外就餐的生活环境中，所以才可以不折不扣地实施秋山老师的养生食谱。城市中的生活环境则不同，人们可以随意在外就餐，各种食材也可以轻易获得，诱惑太多，所以很难坚持膳食养生。

为了让大家在维持现如今生活环境的同时，可以在力所能及的范围内找回身体需要的美味，下面我详细介绍两个方法来进行味觉重置。

味觉重置①

通过断食来感受身体所寻求的美味

偶尔通过轻断食来疗愈身体

在轻断食后，品尝作为恢复餐的粥和味噌汤的美味，对味觉重置非常有益。

轻断食，不仅可以重置我们的身心及体重，还可以重置我们的味觉。

秋山老师自己的身体不适也是通过轻断食得到改善的。"身体"被"断食"这种异常状况激活，感到了生命的危机，从而自觉地焕发出"免疫力""自然治愈的力量"。

为了疾病疗养和体质改善，"断食3日"是容易做到的，但若盲目地按照自己理解的方式来做的话，会有一定危险，所以需要特别注意。

这里说一下，我也许是由于长期光喝保健饮料和吃甜食的错误生活方式，导致胃功能减弱，所以在断食初期，出现了严重的呕吐症状。

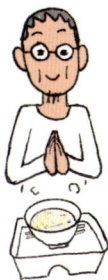

隔了3天之久
的饮食～

还有一次，我的身体变得非常沉重，上坡时甚至一步也走不了，所以断食坚持不到 1 天就放弃了。

身体状况得到改善之后，我又多次进行挑战，好不容易成功坚持了"断食 3 日"，当我恢复饮食喝到第一口米汤时的那种美味，至今难以忘怀。

身体反应因人而异，有的人比我还严重，所以不能轻易断食。但断食后喝米汤、粥和味噌汤，可以让我们感受到身体真正需要的美味，这是一个难得的体验。

当感受到食材原本味道的时候，你会发现一个新的世界。

然后，你会发现，除了自己现在的味觉所感受到的味道以外，还有其他的美味，这会成为你向下一个阶段迈进的原动力。

只是，刚才也讲过了，如果断食的方法稍微出差错的话，可能会导致身体的损伤。

请一定在专业人士的指导之下进行！

知晓食材本身的美味

从感受蔬菜本身的味道开始

作为岛国的日本，被四周有暖流和寒流环绕的大海包围着，所以自古以来就有丰富的海产品资源。此外，由于四季分明，雨水较多，水资源丰富，山野菜、蘑菇等的山珍资源也很丰富。

人们利用水资源，开辟土地，栽种水稻，种植蔬菜、谷物和豆类。然后食用这些自然恩赐的农产品。

虽然以前并不像现在这样，随时都能吃到各种食物，但那时每个季节都可以吃到新鲜的自己采摘的时令蔬菜，不需要过度加工就可以品尝到食材本身的美味。

现在，对食材进行调味，已经成为司空见惯的事情。但在味噌和酱油诞生以前，基本上只有盐、醋和咸梅子（梅子醋）等调料，食材本身的美味就是彼时主要的味道。

毋庸置疑，当时和现在的食材所处的条件不尽相同，但我们仍可以品尝到食材本身的美味。

请在以往的菜单当中，加一道水煮蔬菜或者清蒸蔬菜试试！

尝试用下面的方法进行调味吧。

①不加任何调料，品尝食材本身的味道。

②如果要确认菜品的味道，就一点一点地增加盐的量，一边加一边细品味道，探索能达到美味的平衡点。

是原汁原味的菠菜呀

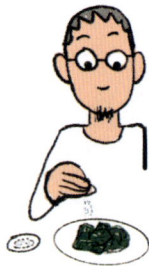

加盐
摸索美味的平衡点

也许最初在吃原汁原味的蔬菜时，会觉得完全没有味道，直到加了很多盐才尝出了美味。

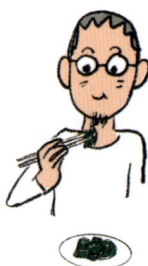

这么做的目的并不是记住这个盐量并反复操作，而是每次都从品尝原汁原味的蔬菜开始，一点一点地增加盐的量，来逐渐降低达到美味的平衡点。

在这样反复实践的过程中，就能发现自己味觉与昨天相比进步了。

这些变化只有自己身体力行才能感受到。

关于盐的摄入量，秋山老师说道：

"先放一挖耳勺量的盐调味，尝一尝味道，不够的话，再稍微增加一点。"

挖耳勺

仅仅是 0.1 克

好少！

注意：实际上是不会用挖耳勺计量的

的确！一点点的盐量，就会产生让身体兴奋的味道。

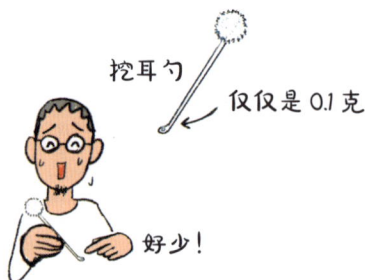

口味需要根据实际情况进行调整

身体不适的时候，吃一些易于消化的食物

夏天吃醋拌凉菜可以缓解疲劳

秋山老师的养生食谱，并不是所有的都口味清淡。

干农活时会流很多汗，为了补充与汗水一同流失的盐分，要多吃一些含盐分较多的咸梅干、咸菜、腌萝卜干、米糠腌菜等食物。本书读者可根据自身需要及口味喜好进行选择。书中所列咸菜均为古法腌制，手工制作，未加食品添加剂等物质。

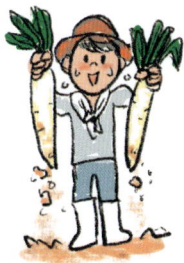 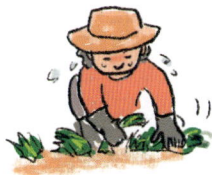 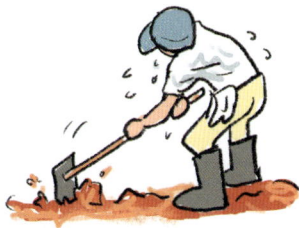

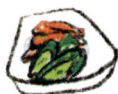 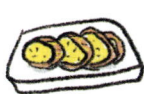 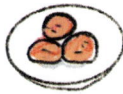

米糠腌菜　　腌萝卜干　　咸梅干

当然，我们追求的不是调料的味道，而是为了使蔬菜更好地发挥出本身的味道才使用调料，所以会根据蔬菜上市的季节和状态来进行不同的调味。此外，味道也会根据食用者的身体状况、所处的季节和环境的不同而发生变化。

流汗多的时候，要多吃含盐的食物。身体状况比以往差的时候，吃一些容易消化的和暖身的料理。夏季，为了缓解疲劳，多做一些醋拌凉菜，或者烹饪一些能使身体降温的料理。

我在品尝老师的料理之初，还完全沉浸在重调料的味道之中，并没有觉得老师的料理美味。

那时，我即使干农活也不流汗，所以有时觉得咸梅干和咸菜的咸味太重，有时又感受不到蔬菜原本的味道，只是觉得味道寡淡。

但是，老师的料理一直保持着食材的原汁原味，并综合考虑食用者的身体状况来进行调味，所以吃着吃着，我就自然地恢复了味觉的原本感受，逐渐地理解到食材的美味了。

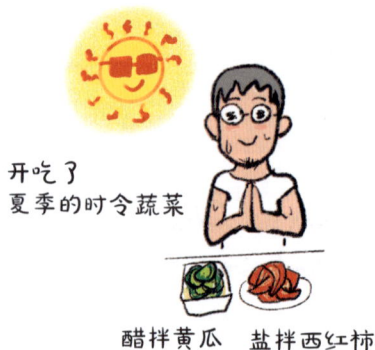

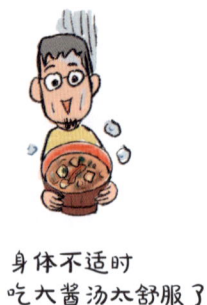

开吃了
夏季的时令蔬菜

醋拌黄瓜　盐拌西红柿

身体不适时
吃大酱汤太舒服了

不依赖于调味的养生食谱

一边品尝味道，一边一点一点地增加调料的量

大家经常参考的食谱上，是如何描述"调味"的呢？

烹饪时，放什么调料，按照什么样的比例和分量放，这在食谱中应该有描述。这也是烹饪过程中最重要的一点。

但是，秋山老师的调味方法，没有固定的调料比例和分量的要求。这是因为，为了充分发挥食材本身的味道，需要一边品尝一边根据味道一点一点地增加调料。

蔬菜的上市季节、食材的状态、备料、切菜方法以及加热方法等各不相同，食材烹调出的味道和口感也不尽相同。因此，如果总是用同一种调味方法，就不能完全发挥出各种食材的优势。

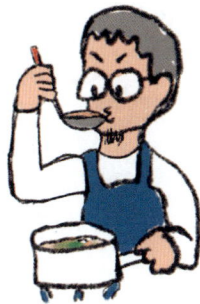

此外，秋山老师为了找回蔬菜原本的味道，开始自行种植蔬菜。大约 30 年前，他刚到古风村生活之时，便从零开始摸索有机农作物的栽培工作，同时坚持用自种食材进行烹饪。

蔬菜在时令之前和之后，其成熟度、口感硬度、水分、味道、香味都不一样。

当季前的蔬菜，由于水分多、还有些嫩，所以蔬菜原本的味道不足；时令期过后，蔬菜水分减少，硬度增加，味道也变得浓重。各个时期的蔬菜便都有了各自不同的美味。

这难道不是蔬菜所具备的原本味道与烹饪后的美味密切相关的佐证吗？

稍微说点题外话，夏季蔬菜生长得特别快，有时一天就长成惊人大小，但有时也因为长得过大而不能食用。

还经常会出现这样的事情，即蔬菜到了时令时期，眼看就要收获的时候，全部被动物吃掉了。可见它们十分知晓真正的美味。

蔬菜在时令之前和之后，
味道不同

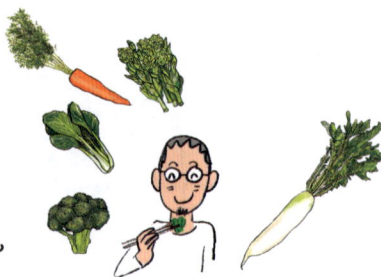

秋山式"养生食谱"的本质

把食材本身的美味发挥出来的准备和烹调

下面引用秋山老师的原话，来传授古风村秋山老师料理的基本知识。

"首先，尽量不要对食材进行加工，考虑品尝'生'食材的美味；

其次，'蒸'或'煮'或'烤'着吃看看。

如果用上述方法，还觉得不够美味的话，再开始使用'调料'，来诱发食材的味道。

是否美味，是随着身体和蔬菜的状态而变化的，所以一定要'一边品尝'一边增加调料。

如果按照上述方法，还是不好吃的话，就在高汤里增加点'鲜味'，之后再炖。"

那个时候，我还没接触过料理烹饪，对膳食养生的理解也很浅显，认为用调料来调味就是料理的基础。

虽然从道理上能够理解秋山老师的理念，但从心底里还是不能接受。

之后，自己的身体状况逐渐好转，我便开始了膳食养生实践。为了再现老师的料理精髓，我也开始了对"如何用调料来诱发食材本身味道"的探索。

提炼出食材本身的味道，并再现老师烹调口味的同时，让身体也能感知到美味并不是一件简单的事。其实我现在还在摸索的过程当中，但万幸的是很多道理终于能更好地理解了。

老师的料理，是对人类历经漫长的时间积累下来的饮食文化的理解与进化。重复一下前文阐述的饮食文化的历史，在文明诞生以前的早期阶段，人类基本主要都是生食。

之后人们开始使用火，于是出现了"烧制"和"烘烤"，并进入到使用水进行"煮"和"蒸"的时代，且持续了很长一段时间。

后来，人类学会了从海水中提取盐，这也是最初的调料。

进而，为了长时间保存食物而发明了用盐来腌渍食材，并从中发现了腌渍食材渗出的浸膏很好吃。之后"肉酱和鱼酱""谷物酱和蔬菜酱""咸梅子（梅子醋）"等作为食物或调味料便登上了历史的舞台。

后来发酵技术传入了日本，通过将大米和酒曲发酵，诞生了"酒"和"醋"。从奈良至平安时代，料理和调料便分别盛在不同的碟子里，每次进食的时候，用食材蘸着调料吃成了一种饮食习惯。

从镰仓至室町时代，从"谷物酱"而始，又经历了"未酱"的发展阶段，之后诞生了"味噌""酱油"。

此外，"高汤"和"凉拌"这种烹饪技巧也开始用于精进料理中，同时使用食材和调料烹饪的"味噌汤""炖菜""凉拌菜"也诞生了。

在这漫长的历史长河中，为了享用美食，人们在不同的时代，使用身边唾手可得的食材和调料，不断地精心研制。

秋山老师也一样。

患病的人为了治好疾病，亚健康的人为了恢复健康，都在不断思考自己力所能及的事。同时，为了从每天的料理中获得美味，每次都会使用有限的食材

和调料精心地进行烹制。

例如，用一些具有药性的备料来去除食材的毒素和涩味，尽可能地激发出食材的美味，食用方法简化为"生吃"，或者用"蒸""煮""烤"的方式来加热。

然后，直接吃或者逐渐少量地增加食盐来调味，这样循序渐进地探索食材朴实的味道并从中寻找出美味的真谛。

接着，是使用味噌和酱油等提鲜味的调料，或者在味噌和酱油等调料的基础上，再加上"高汤"的鲜味进行调味。

毋庸置疑，并非每天都能弄到好的食材或能很好地发挥出食材的味道。这时试着改变调料的浓淡和组合，或改成凉拌的烹饪方式并尝试自制配料，再或者加点柑橘等季节性的作料，便会让同一道料理焕发出新意。

还可以改变高汤的萃取方式或配比，根据食材状况而改变其使用部位或切法，甚至把食材完全捣碎，让其在口感上面产生变化，这些也都是老菜新做的创意之处。

另外，将同一道料理进行加热或冷却处理，再比如改成留汁、收汁抑或勾芡的呈现方式，只要在料理的香气和外观上再多下一些功夫也能增加其新意。

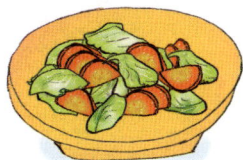

季节性的作料

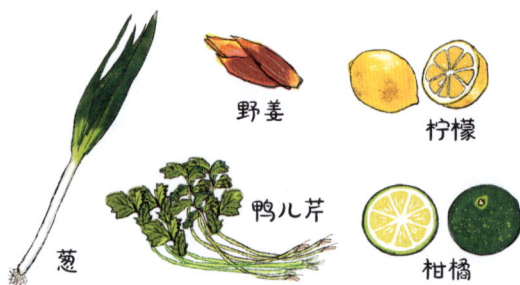

野姜   柠檬

鸭儿芹

葱   柑橘

热菜、冷菜

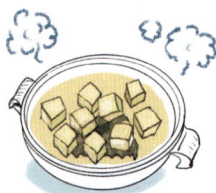
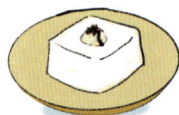

汤豆腐   凉拌豆腐

无汤汁、有汤汁的菜

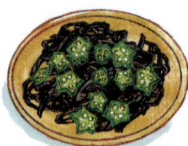
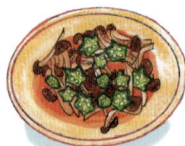

收了汤汁的炖菜   汤汁多的炖菜

浇汁菜

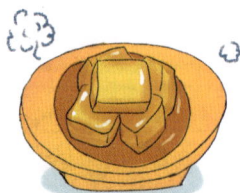

浇汁蔬菜

在膳食养生方面，不要过度追求美味

最后，我想说的是，**虽然我们要经常拥有一种让食客享受美食的心情，但从膳食养生的视角来看，不能过度追求美味。**

关于秋山老师的料理之所以美味的理由，我刨根问底地多次进行了提问，对此，老师只说了一句话。

"朴素、简单地吃是最重要的。"这也是老师总结的关于膳食养生的最后一句话。

若没有美味，膳食养生是坚持不下去的。但是，过于追求美味的话，不知不觉中就会失去控制，从而偏离了用减轻内脏负担来保养身体的本意，也会变成与膳食养生相距甚远的非健康饮食。

我们需要料理的美味，但若总是过度追求美味，会导致饮食过量或偏食，也会给内脏增加额外负担，进而损害身体健康。

要时刻保持享受美食的心情，时刻倾听身体所呼唤的美味，尽量不对食材进行过度加工食用。

拥有"享受美食的心情"，同时"朴素、简单的饮食最重要"。

这就是秋山式膳食养生的本质。

秋山式养生食谱 722 餐

因人而异的 3 类料理

古风村养生食谱的基本组合是"糙米饭、味噌汤、咸梅干、咸菜"，在这个基本上加入以"时令绿色蔬菜、根茎类蔬菜、海藻类"为主的配菜。

我在最初的 2 年时间里，作为古风村的工作人员从事着相关工作，这期间品尝了秋山老师烹饪的料理，并将每餐的菜谱记在笔记本上。之后数了一下，发现竟然有 722 餐！

这本书中收录的料理，来源于记录下来的这 722 餐和秋山老师的教诲。

秋山老师根据用餐人群的不同和用餐者身体状况的不同，主要烹饪以下 3 类料理。

①为疾病康复而烹饪的料理

下图中是针对病患的膳食养生餐，也可作为断食后的恢复料理，要根据每个人的身体状况和病情来调整食材、用量和味道，所以没有具体的食谱。

以疾病疗养和改善体质为目的的断食之后的恢复餐，不仔细构思的话有可能很危险，所以务必跟专家商讨之后再进行烹制！

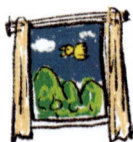

不使用油、味淋、白砂糖

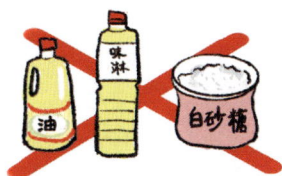

油　味淋　白砂糖

基本上是糙米饭、味噌汤、咸梅干、咸菜以及1~3个配菜

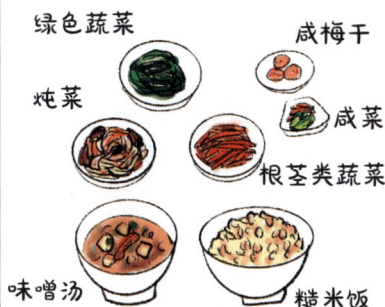

绿色蔬菜

咸梅干

炖菜

咸菜

根茎类蔬菜

味噌汤

糙米饭

少食＋咀嚼100次以上
（重症患者要咀嚼200次以上）

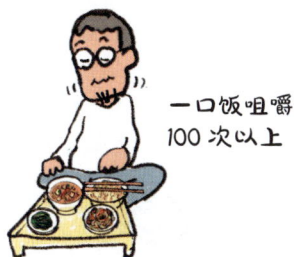

一口饭咀嚼100次以上

不能咀嚼糙米饭的人和重症病人可以食用糙米汤、糙米羹
（汤和羹也要仔细咀嚼）

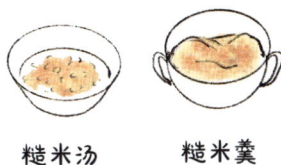

糙米汤　　糙米羹

米汤、粥等易于消化的料理

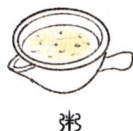

粥

② 面向亚健康、身体不适人的餐食

下图中是面向虽未被诊断为疾病，但身体有不适感的人的餐食，以及在古风村工作的员工餐食。

不使用白砂糖，使用最少量的油、味淋

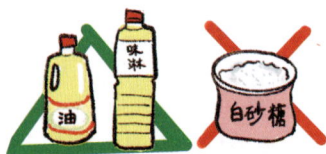

以糙米饭、味噌汤、咸梅干、咸菜为主

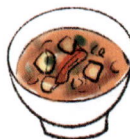
咸梅干　　　咸菜

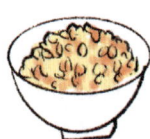
味噌汤　　　糙米饭

凉拌或醋拌焯水青菜、炖菜、根茎类蔬菜，这三种是主要的副菜。食材以绿色蔬菜、根茎类蔬菜、海藻为主，也食用小的鱼虾贝类、豆类、菌类食物

绿色蔬菜　　　海藻（鹿尾菜）
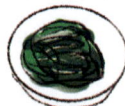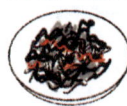

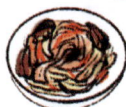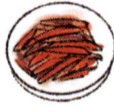
炖菜　　　根茎类蔬菜

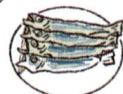
小的鱼虾贝类

少食

吃 8 分饱

有时也吃鸡蛋

（古风村的鸡饲料是剁碎的蔬菜等，所以鸡蛋是散养鸡生出的安全鸡蛋）

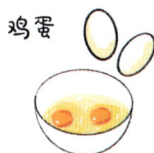

鸡蛋

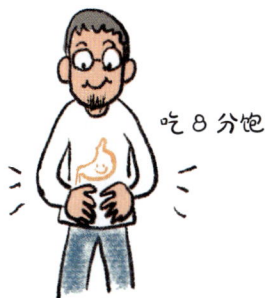

咀嚼，从最初的一口饭嚼 30 次开始，逐渐增加到 70 次

身体难受或患感冒等疾病时，食用①的餐食

每个月可以有 1~2 次"欺骗餐"，吃一些想吃的料理

　　因忍着不去吃想吃的食物而产生的精神压力，对身心健康非常不利，所以不要过分超出①的餐食限度，这是进行膳食养生实践的人和我们这些在古风村工作的人实践后的心得。

③为来访客人准备的节日餐

有很多人造访古风村，如秋山老师的朋友和熟人、帮忙制作味噌和种大米的人、原古风村的工作人员、因膳食养生而疾病痊愈的人等。老师会在古风村招待这些访客，并准备"节日餐"。

老师的奉献精神很强，会烹饪不使用添加剂的、现代风格的料理。老师虽然自己不吃，但会用平时不使用的油、味淋，必要时也使用黑糖、肉、蛋来烹饪料理。

说到底，这不过是偶尔做的节日"欺骗餐"，希望健康的人尽量避免长期食用。

为了尽可能真实地传授秋山老师的膳食养生法，我从以上3类料理中选择了一些撰写到本书中。

在第2章，会从"①为疾病康复而烹饪的料理""②面向亚健康、身体不适人的餐食"当中选择一些料理，推荐给大家食用，这也是秋山式膳食养生的根本及最主要的料理。

在第3章到第7章，主要介绍从"②面向亚健康、身体不适人的餐食"当中选择的一些料理。

为了使大家吃不腻这些料理，并能一直吃得美味，用的都是当季食材和有限的调料，每次都精心研制。比如汤汁的取舍、勾芡的薄厚、配菜的增减、摆盘的形状、冷热的处理等，即使同一道菜品，在食材的组合方式、切法、加热方法、调味技巧等方面加以改变的话，就可以避免大家吃腻，老师每天都以饱满的热情在精心研制。

第 2 章

基本的养生食谱

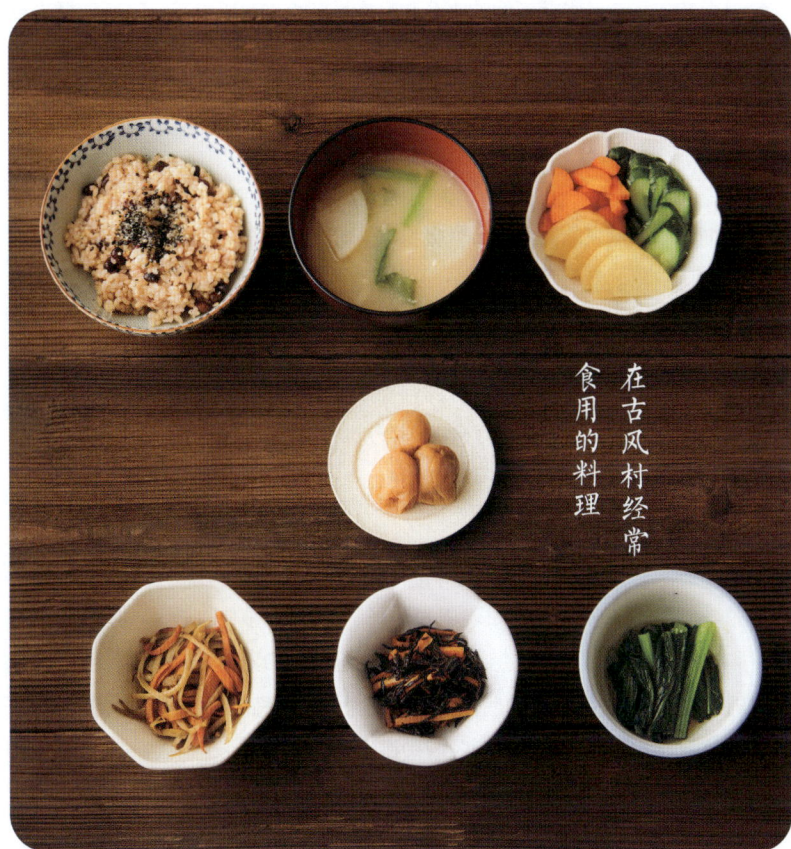

在古风村经常食用的料理

主餐①

糙米

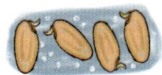

膳食养生的主食是糙米。

只要具备了满足发芽条件的水分和温度，糙米就可以发芽。正所谓**糙米是"活着的米"，是"有生命的米"**。

此外，糙米含有淀粉、蛋白质、脂肪、维生素、矿物质、膳食纤维，堪称"理想食品"。

仔细看一下糙米的营养成分就会发现，其富含淀粉，这是主要的能量来源。此外，还含有将淀粉转换成能量时所需要的辅酶之维生素 B_1，它是在转换能量时非常关键的物质。

但是，由于糙米中维生素 A、维生素 B_2、维生素 B_{12}、维生素 C、维生素 D 及钙的含量较少，所以需要搭配其他食材来补充营养成分。

虽然糙米的好处很多，但不要忘记它覆盖着坚硬难以消化的果皮和种皮，所以不利于消化。

首先需要仔细咀嚼，把果皮和种皮嚼碎，分解成小块。进而，用唾液中的消化酶（唾液淀粉酶），促进淀粉的分解。**这时，如果不好好咀嚼，那么等到经过胃之后，通过胰腺分泌的消化酶和小肠内的消化酶就不能顺利地将其消化，想补充的营养成分没有被充分吸收就被排出体外了。**

不过，如果过于在意营养成分，就容易产生"必须吃那个食材"或"得用保健品来补充营养"等执着的念头，所以秋山老师没有从营养成分的角度来进行详细的阐述。

但身体所需的营养成分，通过食用基本的秋山式膳食养生食谱就可以得到满足。进而，通过食用其他绿色蔬菜、根茎类蔬菜、海藻、小鱼虾贝类、豆类、蘑菇，便能够补充更加全面的营养。

【糙米中不足的营养成分和含有这些营养成分的其他食材】

·维生素 A：胡萝卜、青椒、油菜、菠菜。由于这些菜含有很多脂溶性胡萝卜素，所以建议用食用油炒着食用。
·维生素 B_2：鱼虾贝类、纳豆。
·维生素 B_{12}：鱼虾贝类。
·维生素 C：柑橘类、柿叶茶，以及蔬菜等，比如马铃薯、白菜、菠菜。
·维生素 D：蘑菇类、鱼类。
·钙：鹿尾菜、干萝卜片、干香菇，以及鱼虾贝类。

吃有生命的米——糙米

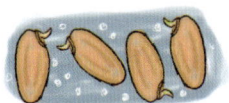

浸泡在水中就会发芽

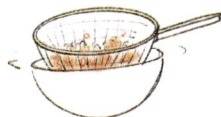

1. 糙米用漏勺淘洗后，在水中浸泡 30 分钟以上。

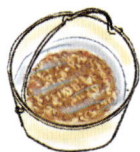

2. 糙米和水的比例为水是糙米的 1.2 倍，在水里加入一小撮的盐。

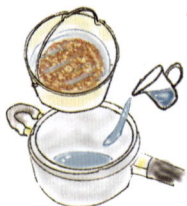

3. 用压力锅隔水蒸糙米饭。

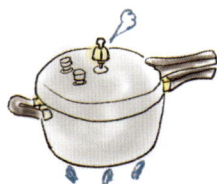

4. 用大火加热，产生压力之后，锅盖上的小坠子开始摇晃，调至小火，再煮大约 20 分钟。

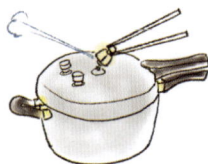

5. 关火之后放置 5 分钟，将锅盖上的小坠子倾斜，去除蒸汽。

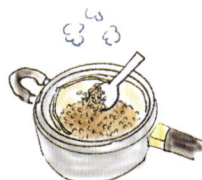

6. 打开盖子，好好搅拌。

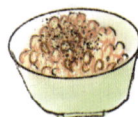

7. 可以在糙米饭里撒上芝麻来吃，用压力锅做的糙米软软糯糯的最好吃。

糙米汤

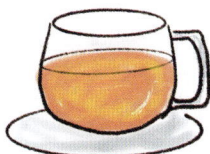

为疗养疾病的客人奉上

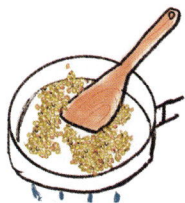

1. 在平底炒锅内，放 1 杯生糙米，干炒至黄褐色为止。

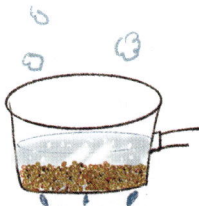

2. 将炒熟的糙米放入锅中，加 10 杯水，炖 30 分钟。

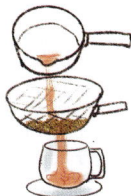

3. 用漏勺沥出糙米汤，一边品尝味道，一边用盐调味。

糙米糊

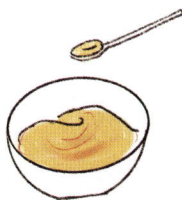

糙米易消化吸收营养的状态

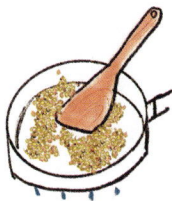

1. 在平底炒锅放入1杯生糙米，用小火干炒至黄褐色为止。

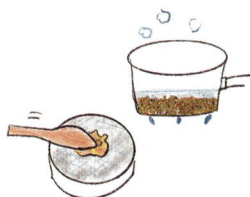

2. 锅中加入炒熟的糙米和 5 杯水炖 90 分钟，过滤之后，将糙米弄成糊糊状。

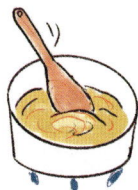

3. 将糊状的糙米再放入锅中加一点水慢慢熬，一边品尝味道，一边用盐调味。

主餐②

咸梅干

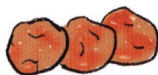

秋山式膳食养生法中，不可或缺的食物之一是"咸梅干"。

在日本，咸梅干从古时候开始就被作为药物使用。日本最古老的医学书《医心方》中，记载了将青梅熏制成"乌梅"的方法及其药效。

用盐腌渍梅子时，因为盐水的渗透压而从梅子中渗出来的水分，称之为"梅子醋"。在平安时代，将腌后的梅子称之为"盐梅"，这也是现在表示料理味道咸淡和人体体液盐分浓度之意的"盐梅"一词的词源。

咸梅干中含有的丰富的柠檬酸，有杀菌、抗菌作用。因此，从古时开始，就用于调理胃肠，有止泻作用。此外，为了让米饭能长时间不变质，在便当和饭桶中也会撒上梅子醋，或者是放入咸梅干。

另外，柠檬酸还有其他功能，一是在体内的能量供给系统中，可以产生大量能量，激活"柠檬酸循环"；二是可以抑制导致疲劳的活性氧的生成，有助于缓解疲劳。

对身体结实、疲劳恢复的快慢关乎其生死的武士们来说，咸梅干是不可或缺的食物。

在秋山式膳食养生中，咸梅干是重要的食材。

这可以溯源到秋山老师在年幼的时候，帮助祖母做咸梅干。

老师当时才 6 岁，看到仓库里摆了 15 个装有咸梅干的大缸，非常吃惊。

受 1923 年关东大地震的影响，老师祖母家所在的千叶县成田地区附近的物流也停滞了，导致物资长时间短缺。那时，很多人制作了大量的咸梅干，祖母受到那时的影响，每年制作咸梅干便成了家里的惯例。

祖母还跟秋山老师讲了其他的有关咸梅干的功效和趣闻之类的事情。

痢疾盛行之时，有很多人受腹泻和蹲肚（症状为虽有便意，却不能排泄）之苦。由于当时药品还不是十分充足，所以祖母将腌渍了 10 年以上才会出现的琥珀色且黏稠的梅子醋，提供给了邻居们。秋山老师看到了祖母特制的梅子醋取得的实际效果，所以咸梅干成了秋山式膳食养生中不可或缺的食材。

【咸梅干的主要成分之柠檬酸的作用】

· 消除疲劳。
· 杀菌和抗菌。
· 促进钙等矿物质的吸收。
· 防止氧化。
· 促进唾液分泌，帮助消化。

古风村从过去沿用至今的咸梅干

超级好吃

像天鹅绒一样的薄皮

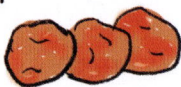

多汁的果肉

4. 控干水分。

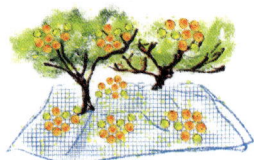

1. 古风村的梅子，使用树上全熟的果实。

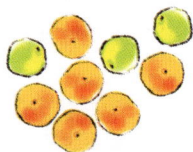

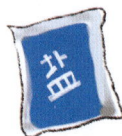

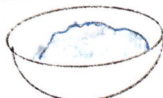

5. 准备相当于梅子重量 20% 的盐。

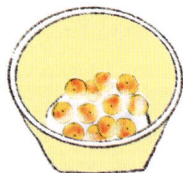

2. 如果有青梅的话，人工催熟至金黄色。

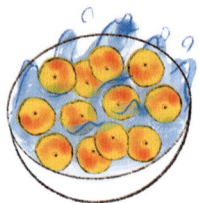

6. 一边往桶里放梅子，一边撒盐。

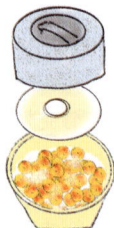

3. 要腌渍几百公斤的梅子，在古风村要用专用的洗衣机来洗梅子。

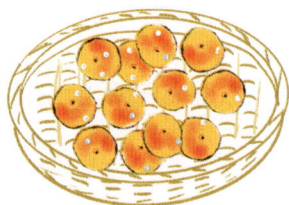

7. 封口并放上相当于梅子重量 2 倍的压物石。

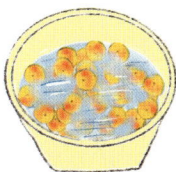

8. 3天左右，汁水就涨上来了，这就是"梅子醋"。

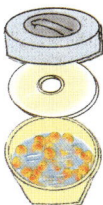

9. 如果梅子醋涨上来的话，就将压物石的重量减半。为了让梅子充分浸泡在梅子醋中，需要继续腌渍。

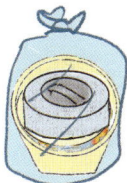

10. 让梅子浸泡在梅子醋中，放置于阴凉处。

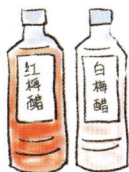

11. 做好的梅子醋，放到其他容器中。这样，梅子醋就可以当成调料使用了。

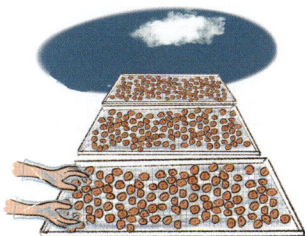

12. 在梅雨季结束后，晾晒腌渍过的梅子。

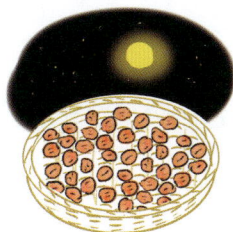

13. 在夜露下，晾晒三天三夜。

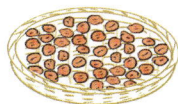

14. 因为梅子的皮容易破损，所以要轻轻地翻个，一定要避免淋雨。在这个过程中，表皮会变得软硬适中，梅肉也会变得柔软。

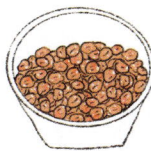

倒入梅子醋，以刚刚能浸湿梅子为佳

15. 在这个时候就可以食用了，如果再放置半年的话，会更加熟成。

主餐③

咸菜

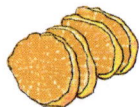

除了糙米饭之外，秋山老师保持健康的另外三大神器是"咸梅干、米糠腌菜和味噌"，当然了，这在古风村的饮食当中也一定会吃。

咸菜有两种。

一种是提高盐的浓度，为使其不滋生微生物，以长期保存为目的的咸菜，其代表是咸梅干。

另一种是将食材腌渍在能破坏其组织程度的高浓度盐当中，利用盐水的渗透压去除水分和部分养分，使乳酸菌和酵母等微生物得以繁殖，由此发酵做成的咸菜。其代表是兼具易于保存、有营养及美味于一体的"米糠腌菜"。

在古风村的秋山式膳食养生法中，很重视"酶"的摄取。

酶，是帮助食物消化、吸收、代谢、排泄的蛋白质，是生存所需要的物质。体内的酶如果减少的话，就很容易生病；没有酶的话，生命几乎也就走到了尽头。

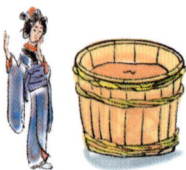

从生的蔬菜中也可以摄取酶，但米糠腌菜等咸菜和发酵食品中含有很多优质的酶。特别是米糠腌菜中，除了蔬菜原本具有的酶，还含有糠床中的数亿微生物在分解蔬菜时产生的酶，所以是非常理想的食材。

过去的人们为了滋养身体和调节胃肠，有时将糠床的米糠泡在温水中饮用。米糠腌菜是易于保存、有营养且美味的食材，同时也是家庭的常备药之一。

古风村的糠床虽然被装在普通的腌渍容器中售卖，但那可是秋山老师的祖母从大正元年（1912年）延续至今代代传承下来的宝物。它曾经腌渍过数不尽的蔬菜，不断被填充的米糠和盐也都诉说着其匠心的可贵。

打开盖子，飘来淡淡的香气，没有了米糠原本强烈的味道。含在口中，最初会有稍许的咸味扩散开来，随之而来的便是些许的酸味和甜味，还有米糠那浓厚的底味，朴素但却千变万化。

这是只有横跨百年的厚重食材才独具的味道，很难用语言表达出的独特的香与味。

【 米糠腌菜的营养成分 】

· B族维生素：含有生成能量不可或缺的维生素 B_1、维生素 B_2。
· 维生素 E：具有很强的抗氧化功能。
· 植物性乳酸菌：调节肠内环境。

糠床在米糠腌菜中，起决定性作用

古风村的糠床
诞生于大正元年

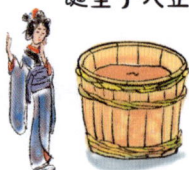

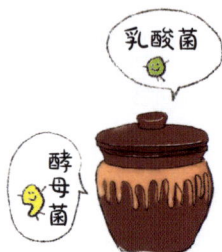

乳酸菌

酵母菌

1. 米糠腌菜，是通过糠床中微生物的作用，使蔬菜变得美味，更加营养丰富。

无农药的生米糠 3 公斤

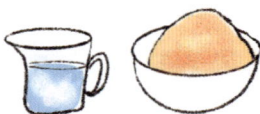

溶解了 500 克盐的凉开水 3 升

2. 糠床，将溶解了盐的凉开水搅拌进生米糠中。

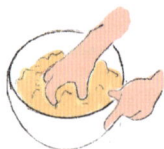

3. 让生米糠和水结合在一起，用手揉成像味噌那样的柔软度。

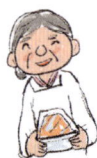

4. 如果有"种糠"的话，就加一些，也就是发酵完的糠床。

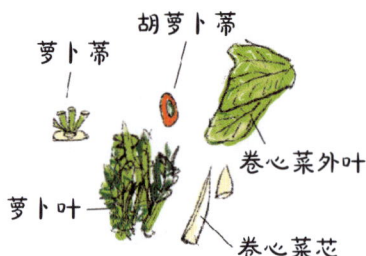

萝卜蒂　胡萝卜蒂

卷心菜外叶

萝卜叶

卷心菜芯

5. 为了给米糠补充营养和乳酸菌，需要加入蔬菜的边角料。

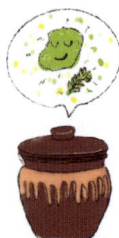

6. 每天都需翻拌米糠，一定要从容器底部开始搅拌。腌渍 3 天左右要更换蔬菜边角料，经过10 天左右的反复腌渍后，"糠床"就形成了。

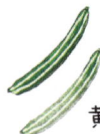

黄瓜要先削皮

7. 需要腌渍的蔬菜，要用盐揉搓之后再腌渍。不同的蔬菜，腌渍时间也不相同。

培育糠床的乳酸菌，要重点维护

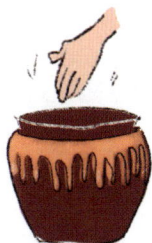

需要每天搅拌。

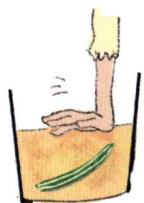

1. 用手掌按压糠床表面，去除内部空气。

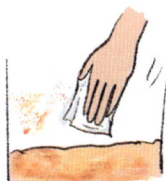

2. 用纸巾小心地擦拭飞散到周围的米糠，飞散的米糠会导致发霉。

记住最好吃的味道

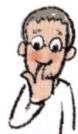

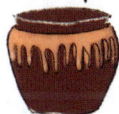

3. 品尝一下糠床的味道，根据情况添加"米糠"和"盐"。水分多的话，用干净的海绵吸去。

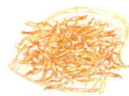

可以吃了！

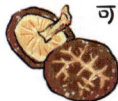

在温热的糠床上，腌渍出干萝卜丝和干香菇，它们吸收了水分之后，会增加鲜味。

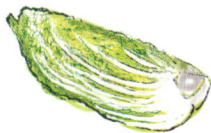

将含水分多的蔬菜，放入坚硬的糠床中进行腌渍。

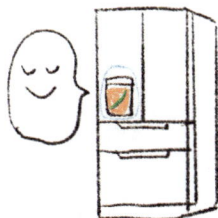

如果有一天不在家，就要将米糠密封好，放入冰箱冷藏。

没有不适合进行米糠腌渍的蔬菜

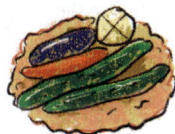

蔬菜的种类不同，腌渍的时间也不尽相同。

古风村的腌白菜

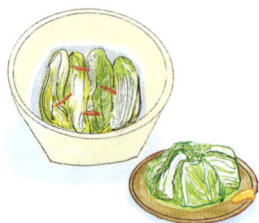

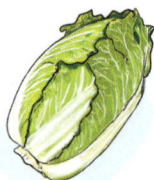

1. 白菜是秋冬季的时令蔬菜。

傲立雪中

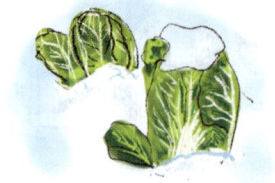

2. 为了不因寒冷而被冻，白菜会额外储存糖分。

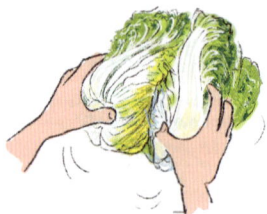

3. 白菜对半切开之后，再从中间切成两半，重复操作到合适大小。

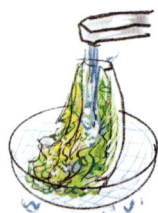

4. 洗完之后，控干水分。

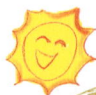

叶子展开

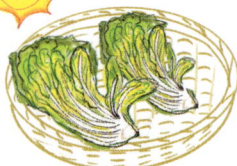

5. 将白菜的切口朝上，晾晒半天到1天时间，去除水分。

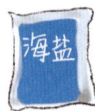

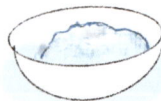

6. 准备相当于晾干白菜重量12%~17%的盐，以含有丰富矿物质的粗盐（海盐）为佳。

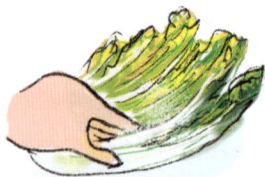

7. 将盐揉搓进白菜叶之间。

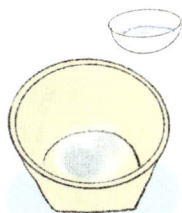

8. 在腌渍咸菜的木桶底部，撒上盐。

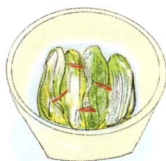

9. 相互交错地将菜塞挤进去，菜和菜的中间放上红辣椒。

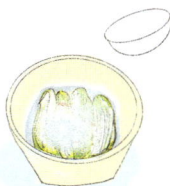

10. 撒上剩下的盐。

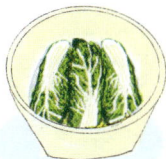

11. 用白菜的外叶盖上去。

引水

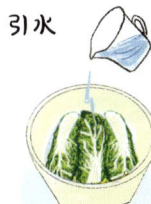

12. 用 40℃的温水，制作含盐 12%~17% 的"引水"，注入进去。引水为白菜量的 30% 左右。

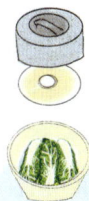

13. 盖上盖子，压上重物，放置于阴凉处。

两三天左右是最佳食用时间

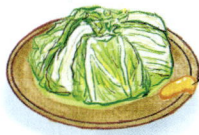

14. 从第 2 天开始就能吃了，过了 4 天之后，就会有酸味。

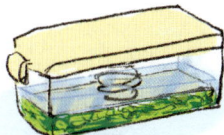

15. 在家制作的时候，可以用腌渍咸菜的容器。

古风村的传统食物——腌萝卜干

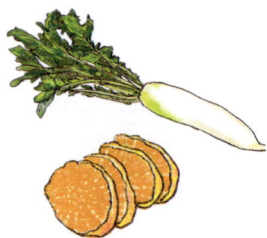

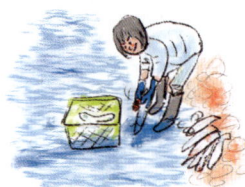

1. 将收获的萝卜洗净。

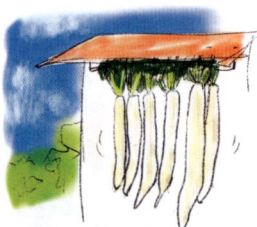

2. 在通风良好的地方，晾晒1~2周时间。

大概弯曲到这样就可以了

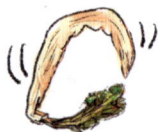

3. 充分去除水分。如果萝卜有残留水分的话，就会有辣味。

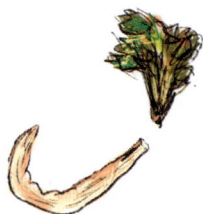

4. 将萝卜叶切下来，干叶被称为"干萝卜缨"。

放入洗衣网中

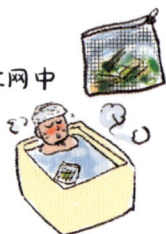

古时候会用其作为沐浴剂来使用，认为有促进血液循环和消减体寒有效果。

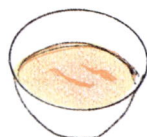

5. 将相当于萝卜7%重量的盐和10%重量的米糠混合在一起。

用塑料袋包上

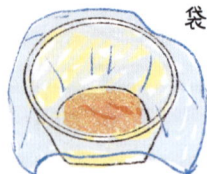

6. 抓一小把混合后的米糠，铺在腌渍咸菜的木桶里。

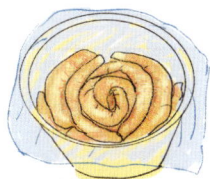

7. 几乎不留缝隙地将干萝卜塞挤在一起，交错地撒上米糠。

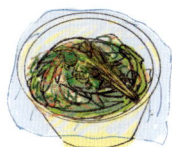

8. 最后，铺上萝卜叶。

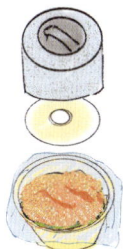

9. 将剩下的米糠撒上去，盖上盖子，压上相当于内容物两倍重量的压物石，放置阴凉处。

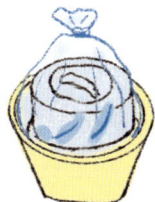

10. 大概1周后，汁液上涨了的话，将压物石的重量减至一半。

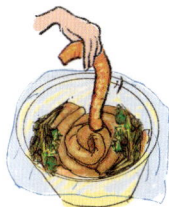

11. 3周左右就可以吃了，吃多少取多少。

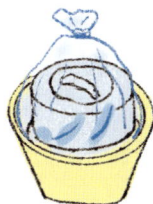

取出腌萝卜干时，注意尽量不要让其接触空气。

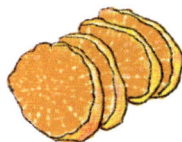

辣味
甜味
鲜味
咸味
酸味
……

萝卜的水分会根据腌渍时间、季节不同而有所变化，味道也不一样。

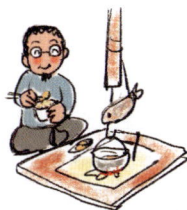

有生之年，与腌萝卜干的一期一会。

主餐④

味噌汤

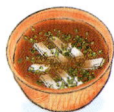

味噌汤的营养非常丰富，而且，精心制作的味噌汤，真的是很美味。

将发酵食品味噌，放入富含鲜味的高汤中，再加入时令蔬菜，以香草等作料提味，作为其香气和主要味道的来源。

不仅可以加入基本的时令蔬菜，还可以放裙带菜、鹿尾菜、蘑菇、蚬贝、花蛤，再加上油豆皮或炒蔬菜这样的过油食材，可以使味道更胜一筹。节日、庆典等日子里，放点鸡蛋、鱼，时而再加点肉的话，就会成为非常棒的主菜。

味噌中含有大豆蛋白质分解的氨基酸（包含所有必需氨基酸）、维生素、矿物质以及异黄酮，加上大米中富含的碳水化合物，便构建出一个丰富的营养组合，再根据底料和配料的不同，可以为汤品增加更多的营养成分。

一碗味噌汤，能让人摄取到丰富的营养成分。

【 人体的必需氨基酸 】

所谓人体的必需氨基酸，是指体内不能合成的氨基酸。共有 9 种，分别为：异亮氨酸、亮氨酸、缬氨酸、组氨酸、赖氨酸、甲硫氨酸、色氨酸、苯丙氨酸、苏氨酸。

味噌

日本人的祖先，由于能够熟练地使用一种叫作"日本曲霉"的曲霉菌，所以可以做出味噌、酱油、酒、醋、味淋。

大豆、大米、小麦等谷物类淀粉，在日本曲霉的作用下可以被分解成单糖类物质，这样乳酸菌和酵母菌等才能够进行发酵，从而制成味噌。

也有只用大豆做成的味噌，基本上原料就是大豆、盐和日本曲霉，这些物质经过发酵，就制成了豆味噌。

味噌与米糠腌菜一样，不输给市场销售的营养剂和营养保健品，是一级营养食品。

【味噌的营养成分】

- **人体必需氨基酸**：可以促进肌肉、脏器、头发等的生成。
- **碳水化合物**：是运动、生长及维持生命功能所需的能量来源。
- **脂质**：是身体的能量来源，促进细胞膜的形成及激素分泌。
- **B 族维生素**：味噌中含有较高的维生素 B_2、维生素 B_3 和维生素 B_6。
- **钾**：维持细胞的渗透压，调节水分，促使排出多余的钠，预防高血压。
- **镁**：将维持生命不可或缺的酶进行激活。
- **膳食纤维**：调节肠内环境。

高汤

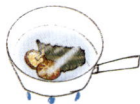

"糖（糖类）""肉（蛋白质）"与"油（脂肪）"，是人的大脑和舌尖所追求的美味，但很长一段时间里这些食材在日本人的饮食中几乎是空白的。

因此，日本人从古时就开始探寻美味，进行了各种努力，发现制作美味食物的方法之一是将鱼、大豆、谷物、蔬菜、水果腌渍在盐和酒曲中，使其发酵。这样，就制作出了味噌、酱油、酒、味淋、醋等调料，同时也诞生了咸菜和发酵食品。

另一个方法是作为保存食品的方法而发现的。将食材在太阳底下晒干，会使食物的鲜味和风味浓缩，这些晾干的食材用水泡发或炖着吃都很美味。由此便引发了制作干菜、干货和高汤的潮流。

从镰仓到室町时代开始人们就使用高汤，这样一来，菜谱里就增加了汤类和炖菜类。

到后来，人们逐渐发觉鲜味主要存在于高汤之中。

在秋山式膳食养生法中，根据节气和料理的不同，有时也会使用干鲣鱼花和小鱼干，但基本以海带和干香菇的底汤为主。

做完早饭之后，便会为当天晚上的料理做准备，将海带和干香菇浸泡在水中，预制高汤。做完晚饭之后，再准备第二天早饭的高汤。

虽然仅仅是将其浸泡在水中，但只要花费这么一点点工夫，料理的美味就大大不同。

基本的高汤

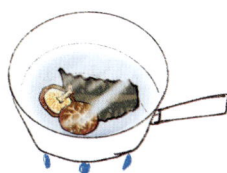 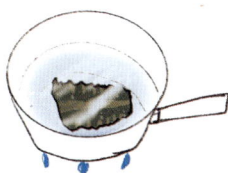 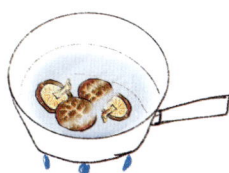

海带 + 干香菇　　　　　海带　　　　　　干香菇

节日高汤

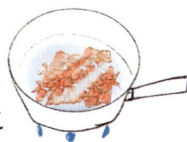 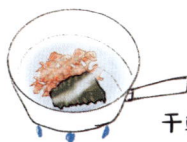

干鲣鱼花　　　　　　　　　　干鲣鱼花 + 海带

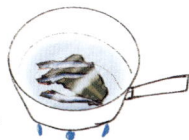 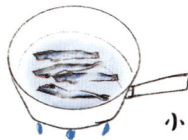

海带 + 小鱼干　　　　　　　　　小鱼干

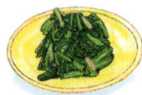

配餐①

凉拌绿色蔬菜

秋山式膳食养生的配餐，用来补充从主餐（即糙米、味噌汤、咸梅干、咸菜）中摄取不到的营养。

秋山老师认为，血液受到污染和营养不足是身体患病和不适的原因。

为了解决这个问题，老师建议，每天需食用一定量的含有叶绿素的绿色蔬菜。

虽然此举并无太多的科学理论，但是我通过坚持吃绿色蔬菜，身体状况确实得到了改善。

我原本是一个体弱多病的孩子，小儿哮喘反复发作，伴有周期性呕吐，肾脏功能也很弱。父母很担心，一有不适马上就带我去大医院。

有一次我在医院需要采血，一想到注射针头，我便紧张得发抖。虽然经过多次刺扎护士终于找到了血管，但也不能顺利地进行采血，护士们都为此大伤脑筋。

我还记得护士说："这孩子的血液量太少了，所以采血很困难。"

那个时候的我，对食物特别挑剔，尤其讨厌蔬菜，几乎不吃绿色蔬菜。

之后虽然没有极端的偏食，但也不喜欢吃蔬菜。在公司上班的时候，饮食以在外就餐和叫外卖为主。

不过，我来到古风村之后，食用秋山老师的养生食谱，几乎每天都有绿色蔬菜，我的身体状况确实因此得到了改善。

虽然不能说仅仅凭借吃含有叶绿素的绿色蔬菜就能生成血液，但绿色蔬菜中含有的铁、铜、叶酸等矿物质和维生素，的确是造血不可或缺的。

人类长期食用的食物中，确实有绿色蔬菜。根据这些事实，我推荐大家每日食用绿色蔬菜。

摄入绿色蔬菜和醋

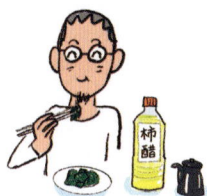

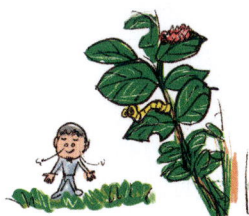

富含叶绿素的绿色蔬菜，在太阳和泥土的作用下，含有丰富的维生素和矿物质。

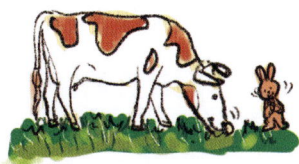

绿色植物吸收二氧化碳，释放出氧气。

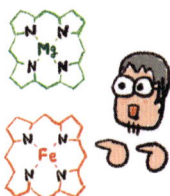

绿叶蔬菜容易变质，水煮后放冰箱保存，使用起来更方便。

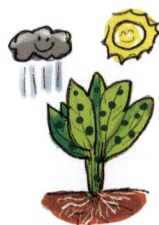

绿色植物还是支撑其他很多动物生命的重要食物。

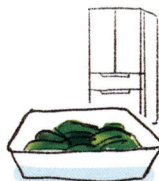

用足够多的开水，迅速水煮。

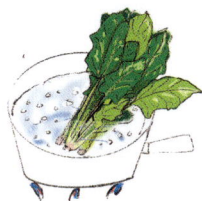

植物中的叶绿素，与人体血液中血红蛋白的结构相似。

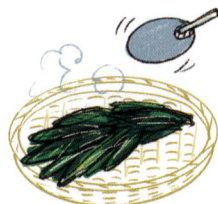

捞出放在小笼屉中冷却，或者放在冷水中快速冷却。

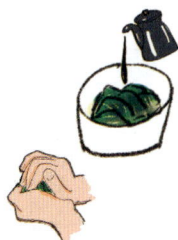

若在青菜上倒上酱油使劲挤，就是所谓的"酱油洗"，可以做配菜或凉拌菜。

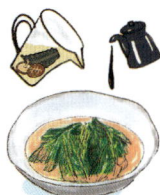

是非常美味的咸梅子的味道

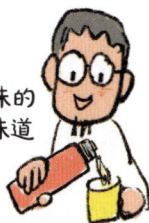

不喜欢酸味的我，喝了用白开水稀释的梅子醋。

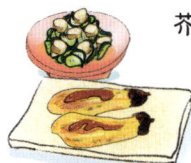

此外，将青菜浸泡在加了酱油的高汤"腌渍汁"里，就可以做成美味的家常菜。

芥末醋味味噌
醋味味噌
芝麻醋

醋在烹饪的时候，会使料理变得美味。

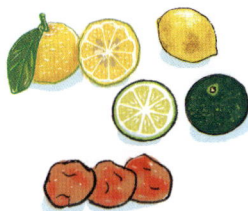

柠檬酸

循环

柿醋

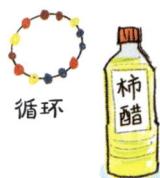

"醋"可以缓解身体疲劳，还可以促进钙的吸收，钙又是提高身体免疫力的营养成分。

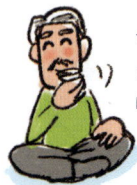

也可以使用柑橘类和梅子代替醋。

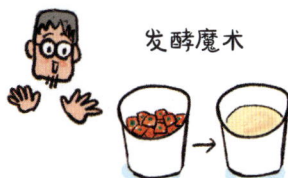

古风村的柿醋，是一种非常美味的水果醋

发酵魔术

秋山老师一下子喝了一杯柿醋。

醋，最好选用值得信赖的酿造醋。

配餐②

金平胡萝卜·牛蒡

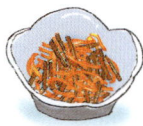

仅仅靠食用主食糙米饭来摄取的营养肯定不全面，金平胡萝卜就是补充其缺乏的"维生素 A"的配餐。

胡萝卜富含在体内能转化成维生素 A 的类胡萝卜素。类胡萝卜素是可以溶解于油的脂溶性物质。

秋山式膳食养生食谱中的金平炒菜，为激发出胡萝卜中的类胡萝卜素，会先用芝麻油清炒胡萝卜丝。

经常与胡萝卜一起炒的牛蒡，富含膳食纤维，可以清理肠道、排除毒素。此外，肠内细菌会使膳食纤维发酵，生成各种有益物质，进而调节肠道功能。

肠道菌群，通过膳食纤维进行调整之后，身体的免疫力提高，从而达到抵御病原菌侵入的效果。

通过调节肠道功能，可以促进多巴胺和血清素等神经递质的合成，可以稳定情绪和心理状态。

使用油的料理，需要稍微费点工夫进行"水煮"

像金平这样使用油的料理，需要增加一道"水煮"的工序。

油（脂肪）在胃中不能被消化，消化和吸收含有脂肪的食物需要较长时间，从而加重身体负担。不过，在使用油烹调之后，将食材加水炖一会儿，进行"水煮"，这样就可以帮助油在体内进行消化吸收。

脂肪在体内，是像下面这样被消化吸收的。

不溶于水的脂肪，在胃里不能被消化，而是依靠胆汁在十二指肠中被乳化。之后，依靠胰腺分泌的脂肪酶，被分解成脂肪酸和甘油，再被体内的小肠吸收。

胆汁将脂肪乳化为小滴，加大脂肪与脂肪酶的接触面积。与此原理相同，通过"水煮"，一部分油在烹调过程中被乳化。因此，在一定程度上减轻因为消化脂肪而给身体带来的负担。

秋山式膳食养生中，使用油烹调时，通过"水煮"，可以帮助人体消化吸收脂肪。

【小贴士】

在"水煮"后，食材会加速变质。
料理若是在做好后放置一段时间再吃，就先不要进行"水煮"。

柔软容易消化的金平胡萝卜·牛蒡

便当的基本食材

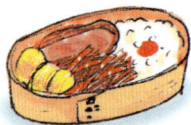

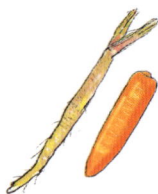

金平是将有解毒功效的牛蒡和营养丰富的胡萝卜搭配在一起的黄金组合。

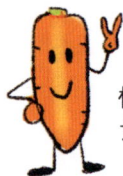

橙色是胡萝卜素的颜色！

胡萝卜中含有的类胡萝卜素，进入体内，会变成维生素 A，它是身体所需的重要营养成分。

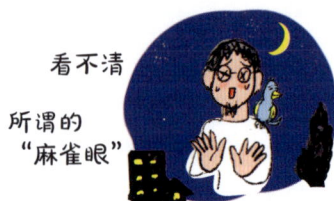

看不清

所谓的"麻雀眼"

维生素 A 缺乏的人，容易患夜盲症。

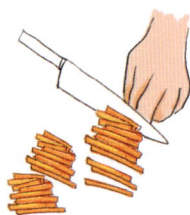

1. 胡萝卜连皮切成细丝。

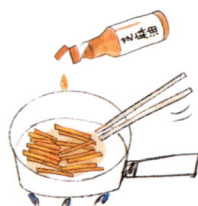

2. 类胡萝卜素可以溶解于油中，所以用芝麻油好好翻炒。

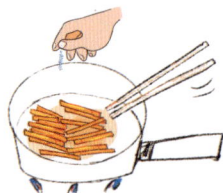

3. 加入刚没过食材的水量，进行水煮，之后放一小撮盐。

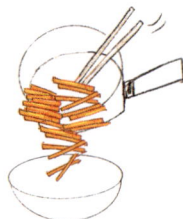

4. 为了充分发挥胡萝卜的色泽和风味，把胡萝卜丝先盛出备用。

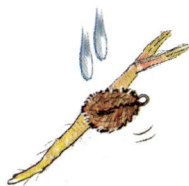

5. 用刷子去除牛蒡上的泥土。

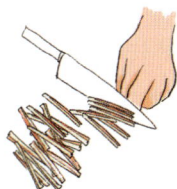

6. 连皮切成细丝，不需要去除涩味。

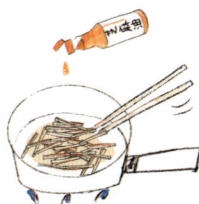

7. 放上芝麻油，炒匀。

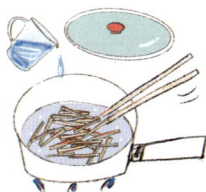

8. 加入没过锅里食材的水量。

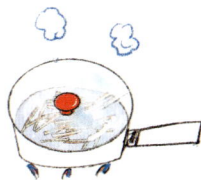

9. 慢炖 25 分钟左右。

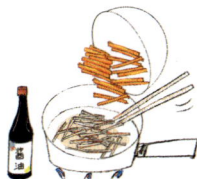

10. 重新将胡萝卜丝放入，用 1 小勺酱油调味。

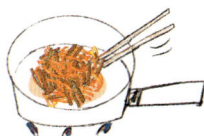

11. 翻拌均匀,这样就做好了。

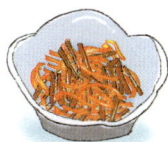

现在变得容易消化了， 即使不用味淋，也可以尝到蔬菜的甜味。

配餐③

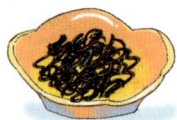

炖鹿尾菜·干萝卜丝

在近 50~60 年的现代饮食生活中，人们越来越多地食用零食和清凉饮料，方便食品和火腿、香肠等肉类加工食品，以及鱼糕等鱼肉加工食品。这些加工食品中所含有的添加剂磷酸盐，会阻碍钙的吸收，所以有可能在不知不觉中让我们陷入缺钙的境地。

秋山式膳食养生中，很重视钙的吸收，建议食用绿色蔬菜和金平炒菜，同时食用含钙多的"炖鹿尾菜"。

此外，干萝卜丝和干香菇等晒干食品，其所含的维生素和矿物质比新鲜蔬菜多了浓缩的过程，其含钙量也有所增加。因此，在膳食养生中，食用炖干萝卜片和干香菇，或者将其作为制作高汤的原材料，都是有意识地摄取钙的方法。与含有柠檬酸的咸梅干和醋一起食用的话，会与钙结合形成可溶性钙盐，提高其消化吸收的效率。

【钙的功能】
· 生成和强化骨骼和牙齿。
· 保持正常的肌肉运动（干预收缩），维持心肌的正常功能。
· 促进血液凝固，止血。
· 使激素、神经递质的分泌正常化，还具有抑制神经和肌肉兴奋、平复焦躁情绪的作用。
· 有助于维持体内的离子平衡和血液中的酸碱平衡。

而且，缺乏维生素 D 的话，钙的吸收会变差，所以最好与富含维生素 D 的干香菇一起食用。

对身体来说，钙是不可或缺的营养成分，功能多种多样，其是形成骨骼和牙齿的主要成分。

它的主要任务，一个是与生命基础活动相关的各种功能，另一个是在细胞间的"信息传递"中起着关键作用。

缺乏钙的话，身体就会失衡，不仅容易导致"免疫力低下"，还会因为不能调节神经兴奋，容易导致"精神不稳定的状态"，也有可能变得易怒。

进而，如果长期缺钙的话，就会产生严重的身体问题，需要从牙齿或骨骼中夺走维持身体功能所需的钙，就会导致牙齿受损，引发骨质疏松等健康问题。

人们从几千年以前就开始食用的鹿尾菜

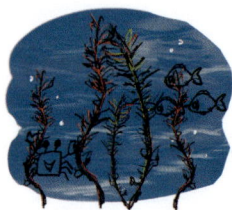

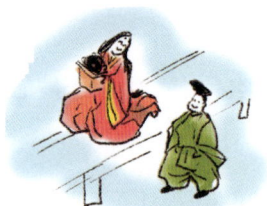

将新收割的鹿尾菜立刻进行蒸煮。

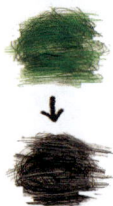

从绳文时代就开始食用的历史悠久的食材——鹿尾菜，在《伊势物语》中有记载。

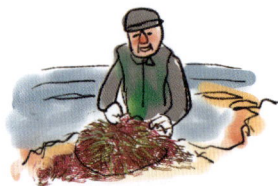

鹿尾菜一经加热，就会变成新鲜的绿色，之后变成平常所见的深褐色或黑色。

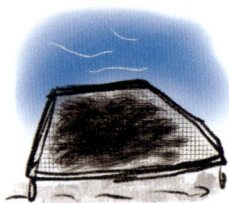

鹿尾菜生长在礁石上，在暮春时节退潮时收获。

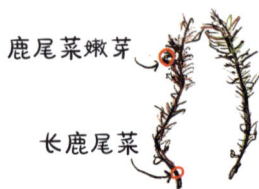

在太阳照射和海风吹拂下变得干燥，变成我们熟知的干鹿尾菜。

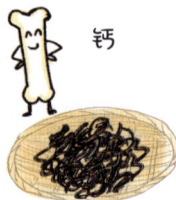

鹿尾菜嫩芽

长鹿尾菜

新鲜的鹿尾菜，是黄褐色的。

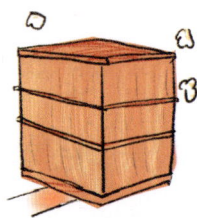

钙

这就是既有营养又易于保存的鹿尾菜。特别值得一提的是，其含有丰富的钙。

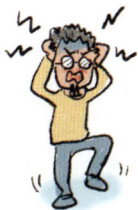

钙不仅可以强化骨骼，还参与神经、肌肉、血液活动，钙缺乏的话，有可能对精神产生影响。

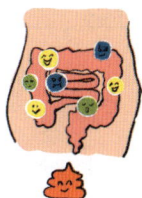

鹿尾菜中的膳食纤维，可以调节肠内环境。

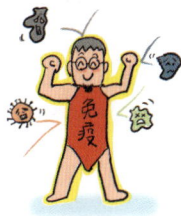

良好的肠内环境，会增强身体免疫力。

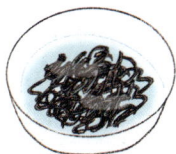

干鹿尾菜用水泡发食用。长鹿尾菜大约需要泡 20 分钟，鹿尾菜嫩芽大约需要泡 5 分钟。

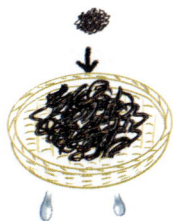

用水泡发的话，鹿尾菜嫩芽会膨胀 8~10 倍，长鹿尾菜会膨胀 4.5 倍左右。

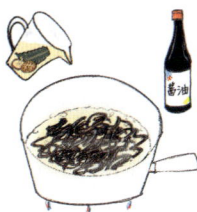

用放了酱油的高汤没过鹿尾菜，咕嘟咕嘟地炖。

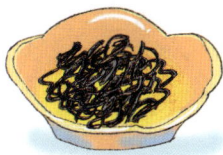

鹿尾菜煮熟变软后，这道菜就完成了。

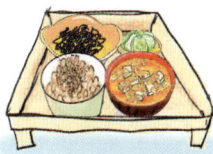

在古风村，它是饭桌上的常客。

干萝卜丝炖菜

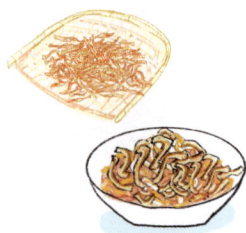

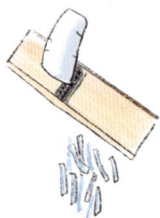

市场销售的"干萝卜丝"是在工厂用大型干燥机加工的。

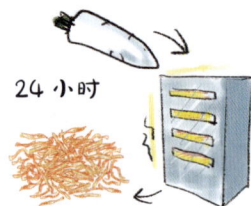

24 小时

从萝卜收割到干燥，一天时间就可以完成。

古风村的干萝卜丝，沿用了过去的做法，先把萝卜擦成丝。

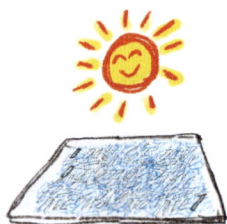

经过紫外线和酶的作用，鲜味成分会增加 2~3 倍

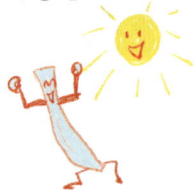

在太阳底下，晒成干巴巴的。大小和重量都变成原来的 1/10 左右。

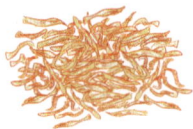

需要费点事的就是"晒干"过程，在太阳照射下自然使其干燥，营养价值更高。

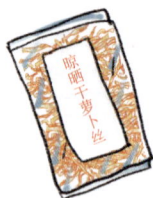

由于在太阳下晾晒和风吹的原因，可以长期保存。

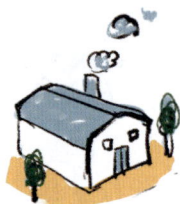

晾晒干萝卜丝

选择写有"晾晒"字样的干萝卜丝吧。

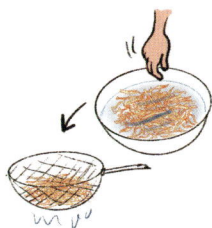

1. 将干萝卜丝快速洗去灰尘和杂质。

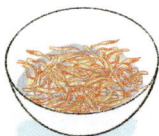

2. 水没过干萝卜丝，15分钟左右可以泡发完成。

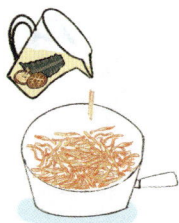

3. 将干萝卜丝放至锅中，倒入海带和干香菇高汤。

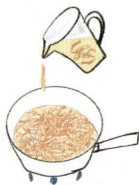

4. 将泡发干萝卜丝的汤汁倒入锅中，使其没过萝卜丝，用小火咕嘟咕嘟地慢炖。

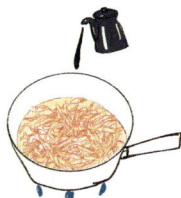

5. 只用酱油调味，炖到自己喜欢的柔软度即可。

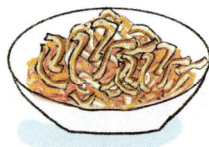

味道鲜美、口感柔软的炖干萝卜丝就做好了。

萝卜干

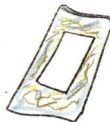

冻干萝卜片

煮干萝卜丝

萝卜干根据做法不同，会有不同的口感。

拉面

鹿尾菜

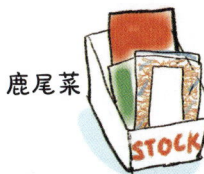

晾晒干萝卜丝

STOCK

这些是可以长期保存的食品，作为"日常储备"，以备不时之需。

第 3 章

春季美食

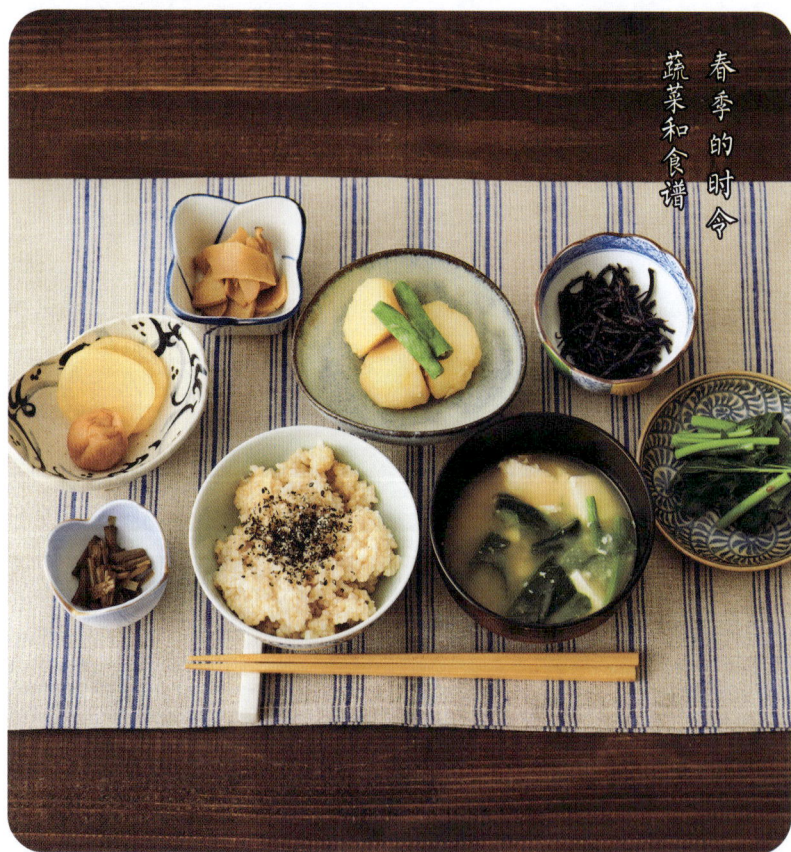

春季的时令蔬菜和食谱

油菜花

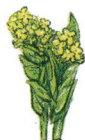

【特点】

　　油菜花是十字花科的青菜，2~3 月是其最佳食用期。若从收获的嫩芽算起，可以从 12 月份吃到来年的 5 月份左右。从古时开始，人们就已经栽培、食用油菜花了，其种子还可以榨油。

【成分·效用】

　　油菜花中含有多种维生素、矿物质，特别是维生素 C 和叶酸，而叶酸是血液中的红细胞生成时不可或缺的物质，所以建议贫血者食用。同为十字花科的芥菜，其富含维生素 C，还含有类胡萝卜素和颇具杀菌效果的辣味成分。

　　在古风村，当厨房没有绿色蔬菜时，就会到院子里摘些野生的油菜花新芽食用。花也可以食用，其从早春一直开放到晚春，所以是很有用处的野花。

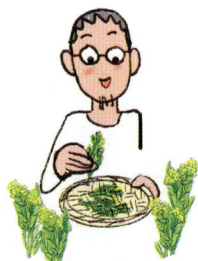

以油菜花为代表的十字花科青菜，具有其独特的微苦的味道，而芥菜的特点是有点辣乎乎的味道。这个苦味和辣味来源于涩味，为缓解涩味，烹调前的准备工作很重要。

让其恢复新鲜的状态

有些蔫巴的青菜，将其根部或整棵菜浸泡在水中一段时间，就会变得新鲜。此外，烹调前通过在水中浸泡，也会有减轻苦味和辣味的效果。

去除涩味

煮完之后再用凉水浸泡。在沸水中焯烫 60 秒左右，捞到小笊篱里，可以保持菜的嚼劲。**根部和茎部很耐煮，可以将其切开，或者把根茎部先放锅里煮，之后再放叶。**煮完之后可以直接凉拌食用，想缓解苦味和辣味的话，可以在水中多浸泡一会儿。

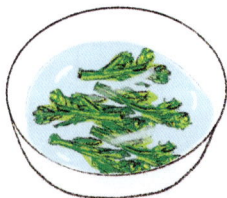

凉拌油菜花

分量和食材
分量　2~4 人份
油菜花　大约 1 小捆（200 克）

想要品尝其微苦和辣味时，煮完后马上捞在小笼屉里。**酱油的量先从 1 小勺开始加，然后按照自己的喜好调整。**其他菜也一样，调料的量要自己进行调整。

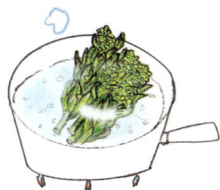

1 将油菜花快速水煮一下。

2 捞在笼屉里，去除余热后，使劲挤干水分。

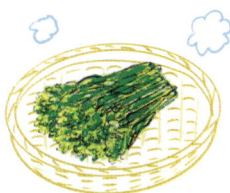

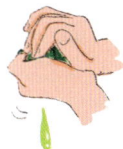

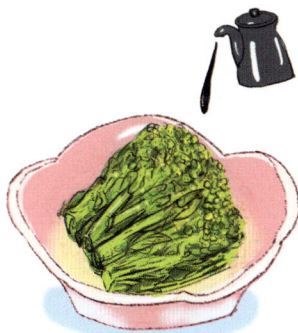

3 切成容易吃的大小，装盘，淋上酱油，料理完成。

【小贴士】

分量上，为了方便做，通常做 2 成人份。所列食材均为主要食材。

不过，按照膳食养生基本原则推崇的少食的理念来计算的话，这道菜一般相当于 3~4 人份的分量。膳食养生推荐食用的量，请参看第 3 ~ 6 章开头的四季料理照片！糙米饭和味噌汤的量，大约占饭碗的 70%~80%。在古风村，咸梅干和咸菜，是从共享的碟子中，取自所需的一份食用。

配餐通常是 5 道菜，除了放在正中间的主菜以外，都是只盛少量放在小碟里。

油菜

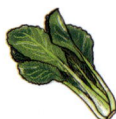

{ 特点·成分 }

最佳食用期是 11 月到来年 2 月。**与油菜花一样，同为十字花科青菜，**属于改良蔬菜，特点是根部较粗，富含维生素 C 和维生素 K。

准备工作

油菜的收获时期较长，在时令期的后半段，叶子会变大，水分会减少，口感会变硬。在最佳食用期，一般做蒸煮料理。在那之后，炖汤或者炒着吃，也都很美味。

油菜炒平菇

分量和食材

分量　2~4 人份
油菜　大约 2/3 捆（200 克）
香菇　大约 2/3 盒（70 克）
白芝麻　适量

油菜

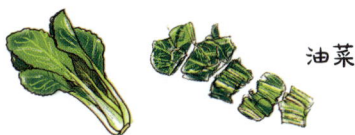

1 油菜切成小段，平菇用手撕开。

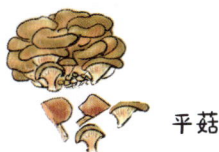

平菇

盐和胡椒粉

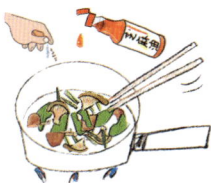

2 平底炒锅倒入芝麻油，放入食材，中火翻炒，之后各放一小撮盐和胡椒粉。

捣碎
白芝麻

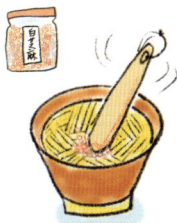

3 用平底炒锅小火将白芝麻煎炒香至有 2~3 粒蹦跳为止，将炒熟的白芝麻捣碎。

4 将炒好的油菜和平菇盛入器皿中，撒上捣碎的白芝麻。

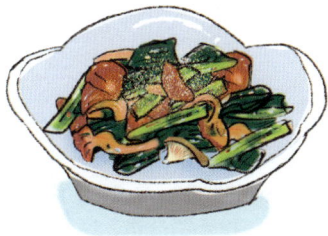

刚收获的蘑菇含有水分，味道很鲜，所以用中火到大火爆炒，快速炒熟，能锁住鲜味。炒至蘑菇散发出香气，油菜呈鲜艳的绿色为止。
可以根据喜好，撒上不同量的芝麻，搭配出来的味道也都不尽相同。

油菜炖炸豆皮汤

分量和食材
分量　2~4 人份
油菜　大约 2/3 捆（200 克）
炸豆皮　1/2 块

1 炸豆皮用热水烫之后，切成长方形块，油菜切段。

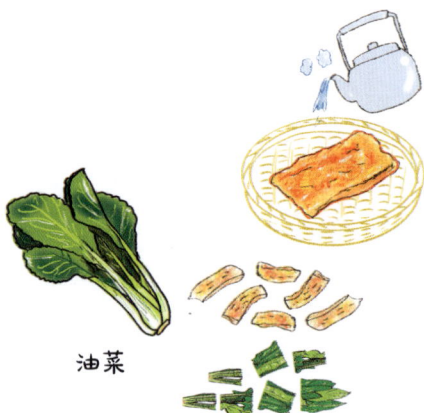

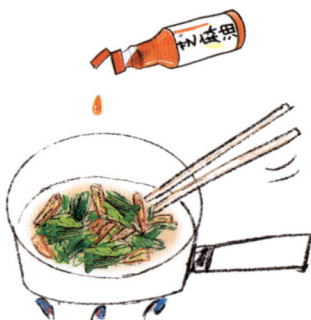

油菜

2 锅中倒入芝麻油，放入炸豆皮块和油菜段翻炒，然后加入没过食材的高汤。

3 将酱油和味淋各放一小勺之后，品尝味道，若味淡就再加一点儿。炖一会儿之后再冷却装盘，这道菜就完成了。

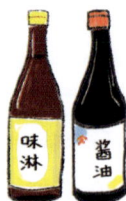

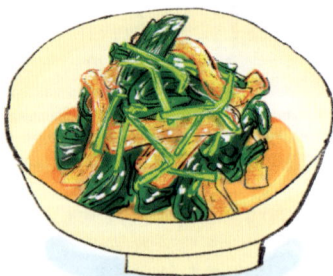

味淋　酱油

菠菜

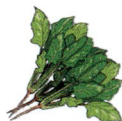

【特点】

最佳食用期是 11 月到来年 2 月。其特点是刚上市时叶子柔软、涩味少。**到了时令期的后半段，过了冬天以后，叶子变得厚实、涩味加重，但风味和甜味会增加。**

【历史】

江户时代传入日本的东方菠菜品种，口感柔软又有甜味，还没有土腥味，很好吃，但这个品种的缺点是不耐炎热又容易腐烂；明治时代传入日本的西方菠菜品种的特点是，涩味较重又有土腥味，但叶子厚实又耐炎热；现在食用的菠菜主要是继承了东西方优点的杂交品种。后来，受到用菠菜罐头来补充能量的动画片《大力水手》的影响，使菠菜得到了广泛的推广。

【成分·效用】

富含维生素和矿物质，含有生成血液中的红细胞所需要的维生素之叶酸，还含有丰富的铁元素，但草酸会影响其吸收率。

准备工作

由于含有很多涩味成分的草酸，所以煮完之后在水中浸泡一下，去除涩味之后再食用。把根部切开，从根部开始慢慢地放入开水中。或者是，将根部切开之后，再把根和叶分开切，根部煮的时间稍微延长一点。煮完之后，请在水中浸泡！为去除叶酸，在水中浸泡时间要稍微长点，但太长时间浸泡在水中的话，就会失去其原有的鲜味和风味，所以要注意把控时间。用油烹调的话，则不需要去除涩味。

黑芝麻凉拌菠菜

分量和食材
分量　2~4 人份
菠菜　大约 1 小捆（200 克）
黑芝麻　2 大勺

菠菜的嚼劲很重要，所以在茎部还稍微有点硬的时候便需将其从开水中捞出。刚收获的菠菜，煮 20~30 秒，市场销售的和非时令期的菠菜煮 30~60 秒。

1 先从切成十字的根部，一点一点缓慢地将菠菜放入开水中。用筷子夹住茎部，在还稍微有点硬的状态下，从开水中捞出。

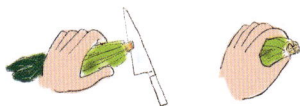

根部切十字

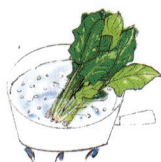

先从根部开始放入开水中

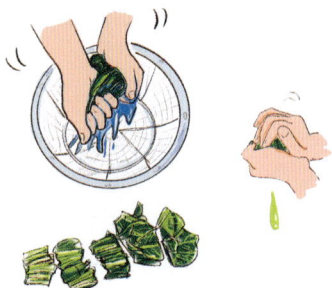

2 煮好的菠菜，浸泡在凉水中，去除余热后，使劲挤干水分，切成方便吃的大小。

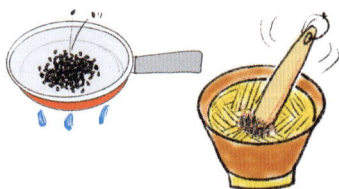

3 黑芝麻用平底炒锅小火炒至其中有 3 粒蹦跳之后，用研磨钵仔细研磨至出香气为止。

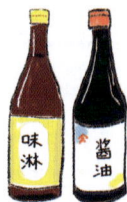

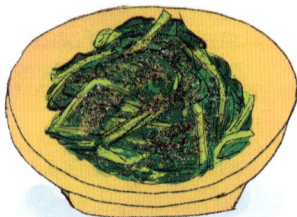

4 将菠菜放入碗中，一边加一小勺酱油和味淋，一边品尝味道，逐渐调味。生病或身体不适的人，不宜放味淋，只用酱油调味。最后和黑芝麻一起拌好装盘。

味淋

酱油

菠菜梅子卷

分量和食材
分量　2~4 人份
菠菜　大约 1 小捆（200 克）
咸梅干　至少 1 个（根据个人喜好酌情增加）
紫菜片　1 张

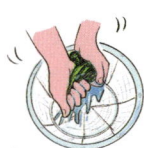

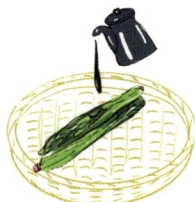

1 将煮好的菠菜放至冷水中，去除余热之后轻轻地挤去水分。在挤干水分的菠菜上，滴上少许酱油。

2 咸梅干去核，用研磨钵捣碎。将紫菜铺在卷帘上，涂抹上捣碎的梅子。

咸梅干连皮在研磨钵中研磨的话，会很有嚼劲，口感好。

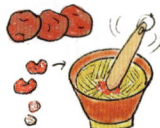

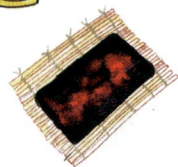

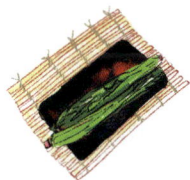

3 再一次挤干菠菜的水分，放在梅子碎上用卷帘卷起。卷完之后，切成方便吃的大小，装盘。

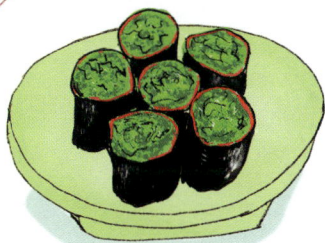

炖菠菜汤

分量和食材
分量　2~4 人份
菠菜　大约 1 小捆（200 克）

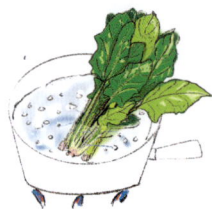

1 将煮好的菠菜浸泡在水中，去除余热后，再用力挤干水分。

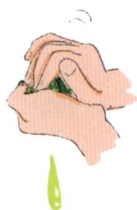

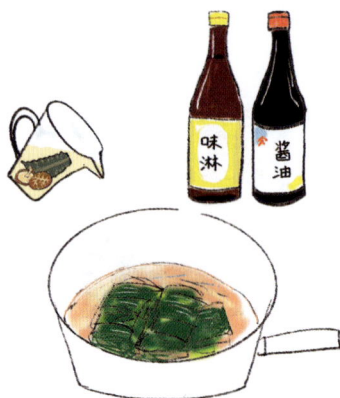

2 将没过菠菜的高汤倒入锅中，各加一小勺酱油和味淋，品尝味道并逐渐调味。

3 稍微炖一会儿冷却，切成方便吃的大小之后装盘。

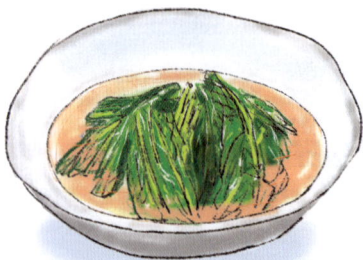

2 月左右，时令期后半段的菠菜和过冬菠菜，甜味会更多，可以少放点味淋，吃起来更美味。

菠菜炒炸豆皮

分量和食材

分量　2~4 人份
菠菜　大约 2/3 捆（180 克）
炸豆皮（长方形）　1/2 块

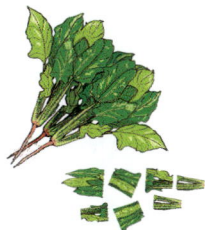

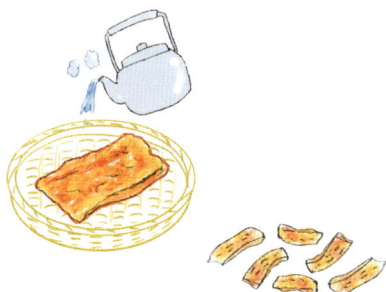

1 炸豆皮用热水烫完之后，切成长方形。

2 菠菜切成段。

3 用芝麻油将食材炒至颜色鲜艳之后，放酱油和味淋各一小勺，之后一边品尝味道，一边根据情况增加酱油和味淋的量。

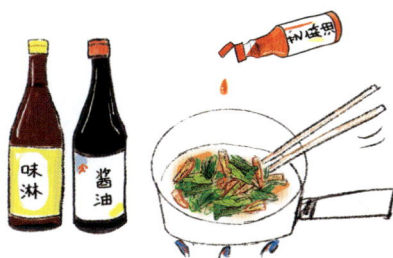

4 盛在碗中后，这道菜就完成了。

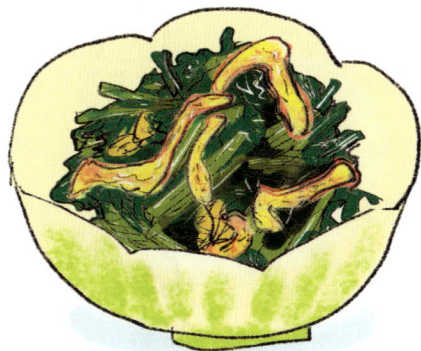

如果觉得味道淡，就按照自己的口味一点一点增加调料吧。标准是不要失去蔬菜原本的味道。

山野菜

各种各样的山野菜是宝贵的食材，从古代开始，它们就支撑着人们的饮食生活。现在介绍一下春季可以吃到的山野菜的特点。

款冬

这是有文字记载的。在江户时代的农业读物中，记载其为重要的蔬菜，有化痰止咳、健胃、解热的功效。

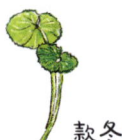

款冬

紫萁

是从古代就开始食用的山野菜，在室町时代有文字记载。紫萁的涩味较重，所以食用前需要去除涩味。

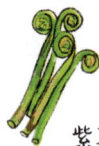

紫萁

蕨菜

是奈良时代被广泛食用的山野菜。有记载说，饥荒的时候，人们利用其根部和茎部的淀粉，制成团子来食用。蕨菜的涩味较重，食用前需要去除涩味。

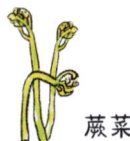

蕨菜

水芹

在平安时代，已经有栽培方法的记载，其外观与有毒水芹很相似，所以需要仔细加以区分。水芹有增进食欲、发汗、降血压、解毒、化痰、利尿、改善便秘等功效。

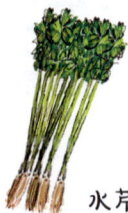

水芹

鸭儿芹

是从古代就开始食用的山野菜，在江户时代确定了其栽培方法。

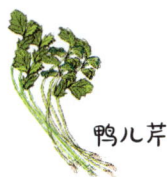
鸭儿芹

山葵

江户时代开始栽培，有抗菌、健胃、解毒、镇痛的功效。

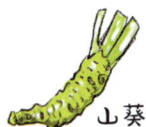
山葵

艾蒿

从平安时代就有记载，后来被广泛食用。从古时开始就被作为民间药物使用，有收敛止血、镇痛、抗菌、促进血液循环的功效。

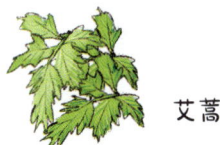
艾蒿

楤芽

是在奈良时代的正仓院文书中有记载的宝贵蔬菜。后被乱砍，近年来有栽培的楤芽上市。因其外观与有毒的五倍子树和山漆相似，所以需要仔细加以区分。楤芽有调理肠胃、抑制糖分吸收、保护肝脏、强壮身体的功效。

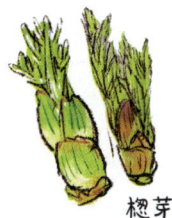
楤芽

土当归

平安时代就有记载，江户时代有其栽培方法的记载，有发汗、解热、镇痛、利尿、镇静、抗菌的功效。

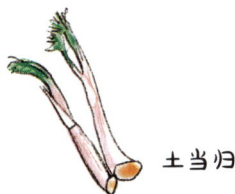
土当归

竹笋

曾在弥生时代的古迹中被挖掘发现，属于一种野生刚竹，其味略苦。现在食用的竹笋则属于毛竹，据说是18世纪从中国传入日本的。

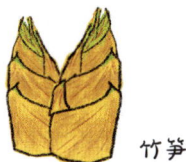
竹笋

蒲公英

据说只在春天开花的蒲公英是日本从古时开始就有的野生品种，一整年都开花的蒲公英是明治时代初期传入日本的。

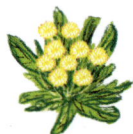

蒲公英

明日叶

在海边野生的，从古时就开始食用，其名字的由来是，即使今天摘掉叶子，明天也会发芽，取其生命力旺盛之意。

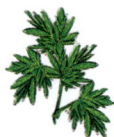

明日叶

【 成分·效用 】

包含山野菜在内的各种植物，为了在生存竞争中获胜，便采用各种策略以繁衍下来。比如有的长刺、有的留下很多种子、有的会产生有害物质等。**因此，它们与改良品种的蔬菜不同，山野菜有的有毒，有的含有强烈的化学物质，而对人类有益的山野菜，则作为食材或中草药被人们所用。**

准备工作

因为含有有害物质和很重涩味的山野菜较多，所以几乎所有的山野菜不去除涩味就不能吃。下面介绍一下代表性的山野菜的料理准备方法。

款冬：撒上盐在菜板揉搓，或者是稍微加点小苏打，煮开。

紫萁、蕨菜：浸泡在加了约 2 挖耳勺量的草木灰或小苏打的热水中，或者煮一会儿后关火，再放置半天或一夜，泡到自己喜欢的硬度后，用流水清洗，或者浸泡时多次换水直至没有涩味为止。春天大量收获之后，去除完涩味，可晾干保存，储存时间更长。

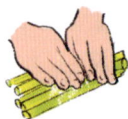

款冬在菜板搓

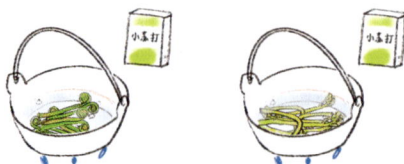

水芹、鸭儿芹、山葵：因为涩味轻，所以煮完放在小笼屉中沥水后，便可以凉拌食用。

艾蒿：用放入盐或者小苏打的热水煮，之后浸泡在冷水中。

楤芽：去除嫩芽根部的叶鞘、刺等坚硬部分，快速煮完之后，浸泡在冷水中。

土当归：嫩芽的根部最好稍微削去厚点的皮，浸泡在醋水中，进行固色。因为涩味轻，所以煮完用凉水浸泡之后就可以吃。

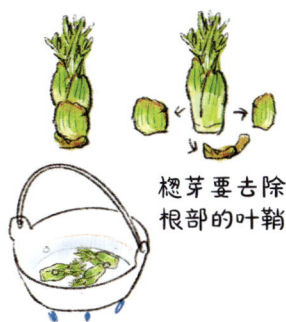

楤芽要去除根部的叶鞘

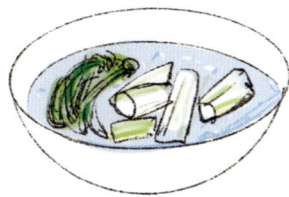

土当归，削皮之后浸泡在醋水中

竹笋：放入加有草木灰或者小苏打的水中炖至柔软之后，浸泡在凉水中。

蒲公英：在意苦味的话，可以煮完之后用凉水浸泡。

明日叶：因为涩味轻，所以煮完放入小笼屉中沥水后就可以吃。

油炸山野菜

分量和食材

分量　2~4 人份
山野菜　根据个人喜好准备
裹的面糊　根据需要准备（不要一次做太多）
凉水　1 杯
低筋小麦粉　1 杯（大约 120 克）

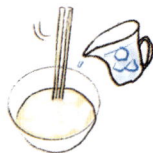

1 一边在低筋小麦粉里注入凉水，一边搅拌，搅拌至没有面疙瘩即可。需要注意的是，过度搅拌容易搅出黏性，成品就会变得很黏稠。

低筋小麦粉 1 杯

一点一点注入凉水，同时搅拌，不要搅出黏性

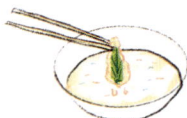

往油中滴点面糊，面糊沉下去后会慢慢浮上来，此时的油温适合炸天妇罗

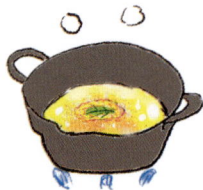

2 用这样的低温油进行油炸。蔬菜很容易被炸透，所以浮上来之后，马上捞出。

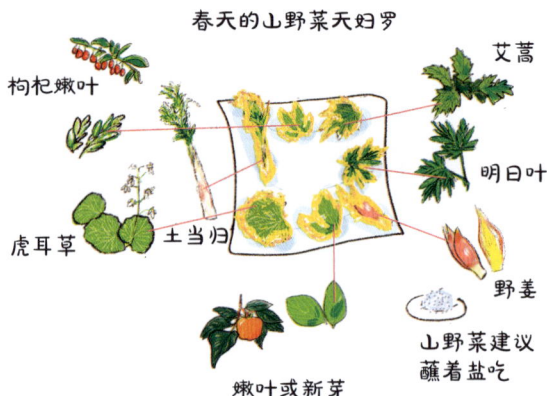

春天的山野菜天妇罗

枸杞嫩叶

艾蒿

明日叶

虎耳草　土当归

野姜

山野菜建议蘸着盐吃

嫩叶或新芽

3 蘸着盐吃，或者用高汤、酱油、味淋按照 4：1：1 的比例做成蘸汁蘸着吃，也很美味。

制作包裹用的面糊，水和小麦粉的比例基本上是 1：1，但为了保持山野菜的绿色和香气，尽可能减少小麦粉的量是秘诀。最好用薄薄的面糊，不要有黏性，快速油炸。

荷兰豆

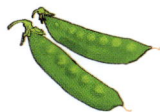

{特点}

最佳食用时期是春季和秋季。春季的荷兰豆口感脆嫩，秋季的则甜味会多一些。荷兰豆的嫩豆荚和里面的嫩豌豆都可以食用。

{历史}

据说在公元前 6000—前 7000 年，荷兰豆就在南美洲开始栽培了。到了 16 世纪，荷兰人从南美洲带回了荷兰豆，并在欧洲开始种植，并培育出优质的品种。

据记载，荷兰豆是在江户时代由"隐元禅师"带入日本的。

豆荚类蔬菜含有维生素 C 和类胡萝卜素，同时还含有蛋白质和淀粉，**所以它们是将黄绿色蔬菜和豆类的特点结合在一起的一类蔬菜。**

准备工作

先将蒂和筋摘去，若直接水煮食用，便放入沸水中煮；炒菜、炖菜、做汤的话，将其放入加了盐的开水中，快速用水烫一下之后，捞至小笼屉中沥水备用。在料理的最后，再放入沥好水的豌豆，会使料理的色泽更加鲜艳。

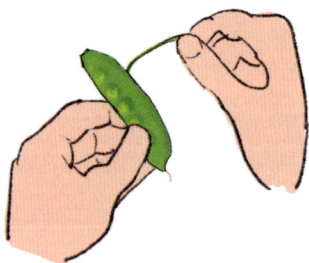

黑芝麻拌荷兰豆

分量与食材
分量　2~4 人份
荷兰豆　1 盒（大约 40 克）
黑芝麻　1 大勺（大约 10 克）

1 将荷兰豆择好后用沸水煮至自己喜欢的硬度之后，捞至小笼屉内沥水。

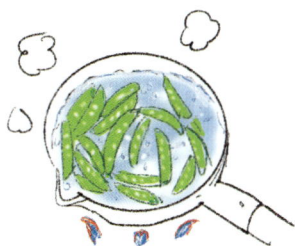

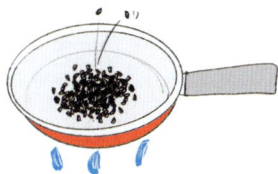

2 用平底炒锅小火将黑芝麻煎炒至有 2~3 粒蹦跳为止。

3 用研磨钵研磨，在研磨的黑芝麻中加 1 小勺酱油和 1 小勺味淋，一边品尝味道一边用研磨钵搅拌。

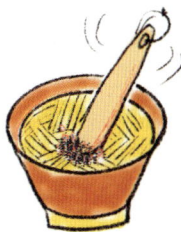

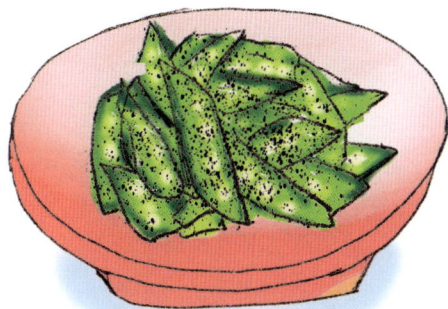

4 加入荷兰豆凉拌，装盘。

黑芝麻研磨到什么程度，根据个人喜好而定。在古风村，多数情况是研磨至剩下 20%~30% 颗粒的程度就开始食用。

豆角

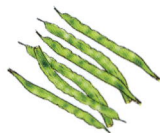

最佳食用时期是夏季和秋季，但夏季的豆角会更鲜嫩。豆角里面的豆粒通常较小，嫩豆荚是主要的食用部分。

据说其原产地是中美洲，在公元前7000—前8000年期间开始栽培。之后推广至南美洲和北美洲，与玉米和南瓜一起成为美洲原住民的主要食物。

在大航海时代的16世纪传入欧洲，之后陆续传入亚洲、非洲。江户时代，从中国传入日本。明治时代，很多品种的豆角传入日本。

豆角炖马铃薯

分量与食材

分量　2~4 人份
豆角　7 根（大约 50 克）
马铃薯　1 个稍大的（大约 200 克）

1 马铃薯洗净，切成小滚刀块。

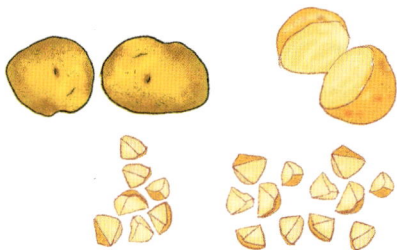

马铃薯的皮也有丰富的营养价值，最好带皮食用。

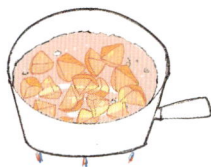

2 锅里放入马铃薯块和没过食材的高汤进行炖煮。加入 1 小勺酱油和 1 小勺味淋。一边品尝味道一边炖，炖至软糯即可。

3 豆角去除蒂和筋，切成方便吃的大小，用放了盐的热水煮至自己喜欢的硬度。

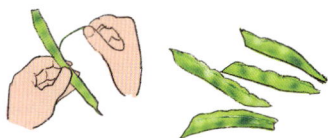

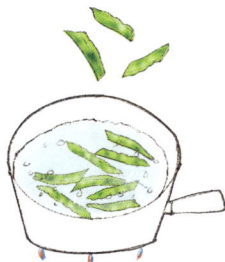

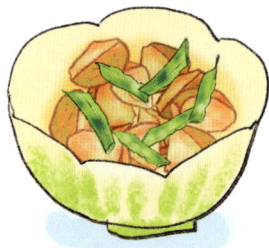

4 把煮好的豆角段放入炖马铃薯块的锅中，调味后装盘。

马铃薯的芽和发绿的皮含有一种叫作茄碱的有毒物质，所以需要彻底去除这些部分。

豌豆粒

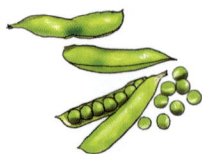

{ 特点·成分 }

最佳食用时期是春秋和初夏。将豌豆粒从豆荚中取出食用。其含有很多黄绿色蔬菜的营养成分，比如类胡萝卜素、维生素 C 和矿物质；同时含豆类的营养成分，比如淀粉和蛋白质。

准备工作

将豌豆粒用开水煮，煮成自己喜欢的硬度之后，捞至小笼屉中。稍微撒点盐的话，会增加甜味。

豌豆粒米饭

分量和食材
分量　2~4 人份
大米　100 克
豌豆粒　50 克

1 将大米淘洗完之后，在水中浸泡
15 分钟以上。豌豆粒洗净。

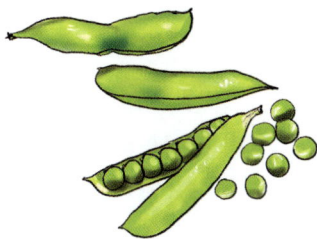

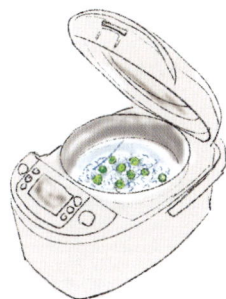

2 将大米和豌豆粒放入电饭锅
内，放入通常煮饭的水量，
再加少许酱油和日本酒。

3 按下煮饭的按键，煮好之后就
完成了。

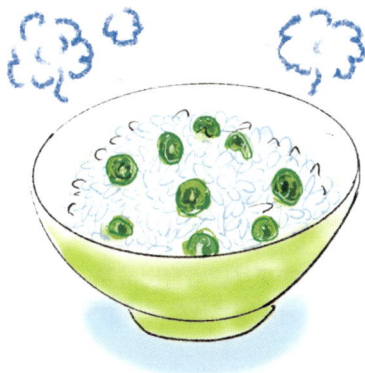

如果是做什锦饭，那就提前准
备好喜欢吃的食材即可。

间苗菜

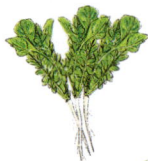

在菜园里种植蔬菜，会经历播种、发芽、成长的过程。随着菜苗逐渐长大，有时会长得过于密集。不予理睬的话，就会长得不好。所以为了空出适当的间隔，要留下健康的小苗，将其他的幼苗拔走。这种被拔出去的，**正在生长的小苗，就叫间苗菜。**

它们涩味轻，很柔软。不太有强烈的味道，但慢慢长大后，就会逐渐具有成熟蔬菜的味道和香气。

成分和功效与各自成熟的蔬菜相似。

准备工作

整棵间苗菜上会有泥土，所以要好好清洗。**和豆芽相同，切去须根的话，口感会更好一些。**稍微长大一些的间苗菜，根部会变硬，但可以吃，建议切小一些食用。

【 小贴士 】

在阳台的花盆里培育出成熟的蔬菜很困难，但让它们发芽并长到几厘米高却很简单，可以自己在家培育一些作为间苗菜食用。口感柔软又有营养，大家可以尝试一下！
推荐几种容易生长的蔬菜，比如油菜花、油菜、萝卜、胡萝卜等。

间苗菜味噌汤

分量和食材
分量　2~4 人份
间苗菜　适量
高汤　300 克

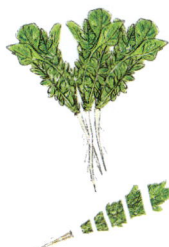

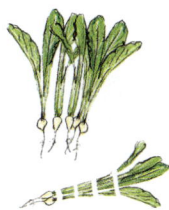

萝卜间苗菜　　　　　芜菁间苗菜

1 将间苗菜抖落泥土，洗干净，去除须根，切成方便吃的大小。

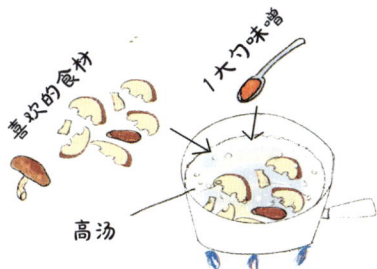

2 在小锅中放入高汤，加入自己喜欢的食材，炖至食材变软即可。

3 先放 1 大勺味噌，品尝味道。觉得味噌少了，就根据自己的喜好一点一点添加。反之，如果觉得味噌有点浓了，再追加高汤稀释。

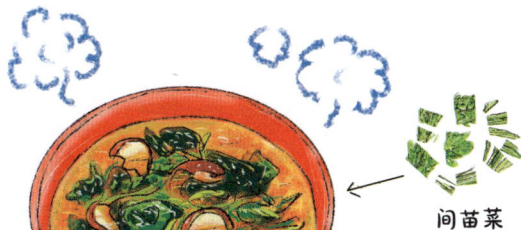

间苗菜

4 最后，放入间苗菜，稍微煮一下盛入碗中。

洋葱

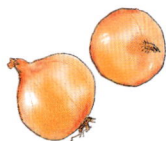

{ 特点 }

在主产地北海道，9~11 月是洋葱的时令期；在本州岛，5~6 月是其时令期，3~4 月早熟的，会作为新洋葱上市。

在时令期之初上市的时候，洋葱水分多，容易有涩味和辣味。时令期的后半段，水分减少，洋葱的香气和味道变浓，甜度也会增加。

洋葱的外层纤维硬，香气和辣味等味道也很重，而内层则柔软且甜度高，这是洋葱的口味特点。纵向切纤维组织的话，辣味释放得相对较少；而横向切的话，则更容易释放出辣味。若是使用很锋利的菜刀快切的话，可以减少对洋葱细胞的破坏，也相对不容易流泪，也不容易出辣味。

{ 历史 }

洋葱是历史悠久的农作物，公元前几千年就开始栽培并食用。在古埃及，它被视为神圣的食物，金字塔的建设者们经常食用。但洋葱的原产地并非在埃及，而是中亚和西亚地区。

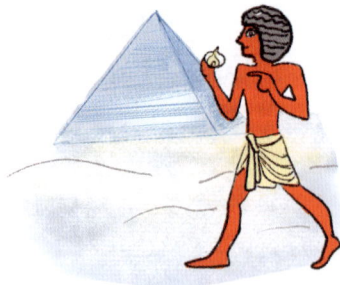

洋葱的辣味成分主要是硫化丙烯，它有降低血糖的功能，并且可以促进中性脂肪和胆固醇的代谢。**洋葱还富含类似大蒜中蒜素的物质，蒜素具有很强的杀菌能力，并且可以提高维生素 B_1 的吸收率。**

维生素 B_1，是帮助糖类转化成能量的成分，缺乏的话，身体就不能产生足够的能量，进而容易让人产生疲劳感和倦怠感。

准备工作

保留辣味

建议直接生食，或切碎后用醋腌，也可加调味汁食用。

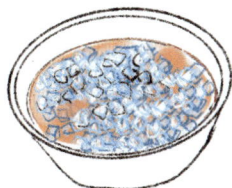

洋葱沙拉调味汁

加热

用小火慢慢加热的话，甜味会更浓。

如果将整颗洋葱包在铝箔纸中烤的话，会变得脆甜。如果将其切成厚圆片，表面涂上面粉，用大火烤的话，可以锁住鲜味。

若将洋葱炒至焦糖色，就会变得黏稠且出来甜味，可以作为高汤、调料或其他料理的底料，很方便。

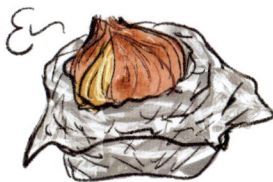

整颗洋葱包在铝箔纸中烤

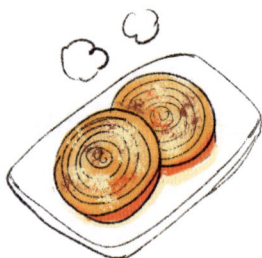

烤洋葱片

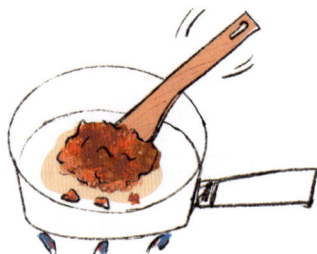

焦糖色洋葱

去除涩味和辣味

将洋葱纵向切成几瓣浸泡在水中。辣味重的话，稍微撒点盐或者用盐揉搓之后再烹调。此外，通过晾干的方法也可以去除其水分和涩味，抑制辣味，同时还可以将味道和营养成分浓缩。

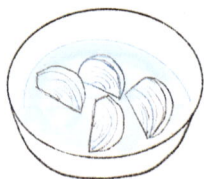

浸泡在水中

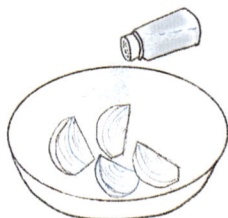

撒上盐

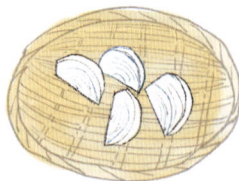

晾干

干鲣鱼花洋葱片

分量和食材

洋葱　自己喜好的量

干鲣鱼花　1 小把

1　将洋葱剥皮，上下两头切掉，纵向切成薄片。

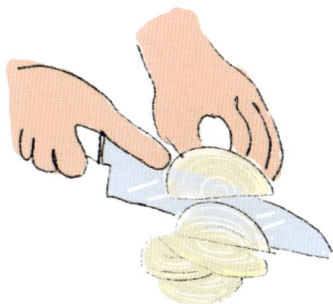

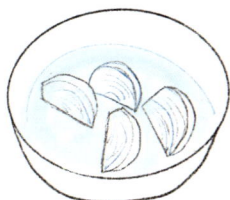

2　将切好的洋葱片放入水中浸泡 5~10 分钟，捞至小笼屉，沥干水分。

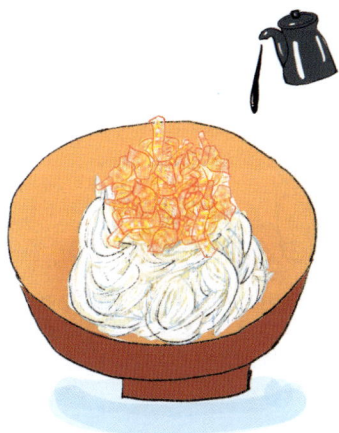

纤维

洋葱按照纵向纤维方向来切的话，口感会更好。如果横向切断纤维的话，会变得柔软，辣味会变重。所以请根据自己喜好选择切法，来品尝不同的味道！

3　在食用之前再装盘，撒上一小把干鲣鱼花，倒入适量酱油，就可以食用了。

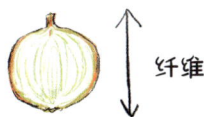

蒸洋葱

分量和食材

分量　2~4 人份
洋葱　1 个

1 将洋葱上下两头切掉，
剥皮。

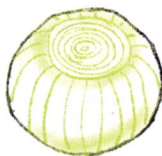

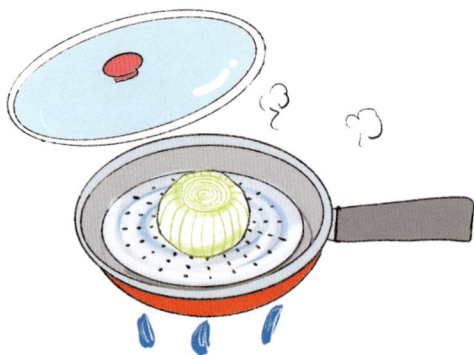

2 将整个洋葱放入蒸锅，
蒸至洋葱中心部位软
软黏黏的为止，装盘。

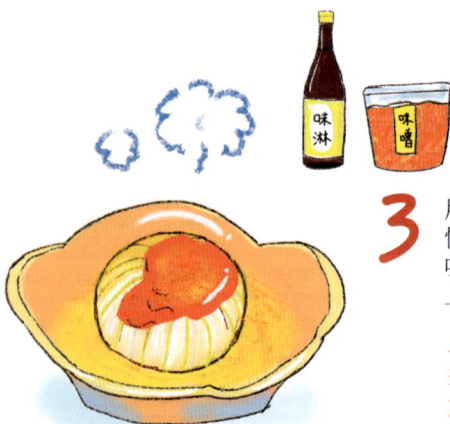

3 用 1 小勺味淋溶解味噌，慢
慢品尝味道。调制成合适的
味道之后，淋在蒸好的洋葱
上，料理完成。

若介意味淋中的酒精，可以将其
加热至沸腾，让酒精挥发之后，
再烹调。

洋葱炖豆角

分量和食材
分量　2~4 人份
洋葱　1/2 个（约 100 克）
豆角　7 根（约 50 克）

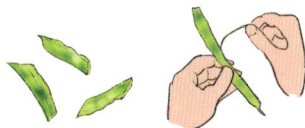

1 豆角去除蒂和筋，用热水加盐
快速水煮之后，捞至小笼屉中
沥干晾凉，切成方便吃的大小。

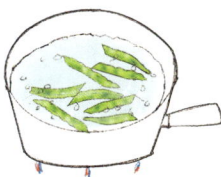

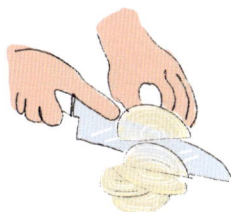

2 将洋葱剥皮，上下两头切掉，纵向切成
薄片放入锅中。

3 加入能没过洋葱片的
高汤，以及 1 小勺酱
油和 1 小勺味淋，一
边品尝味道，一边用
中火炖。

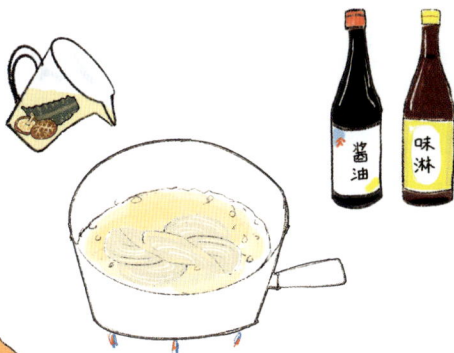

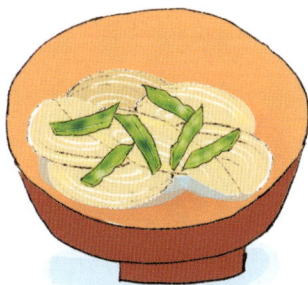

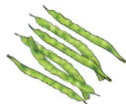

4 待洋葱片变软之后，将豆角段
搅拌进去，稍微翻炒一下即可
盛入碗中。

快速水煮之后，豆角的绿色
会更鲜艳，卖相会更好，也
会更美味。

洋葱炒油菜

分量和食材
分量　2~4 人份
洋葱　1/2 个（约 100 克）
油菜　1/2 捆（约 150 克）

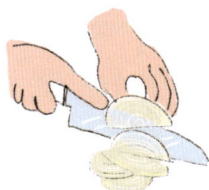

1 洋葱将上下两头切掉，剥皮，纵向切成薄片。油菜，切大块。

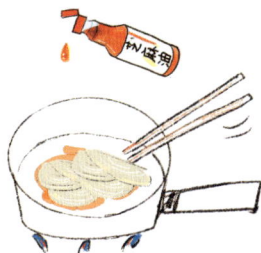

2 在平底炒锅中加 1 大勺芝麻油加热，开大火爆炒洋葱片。

盐　　胡椒粉

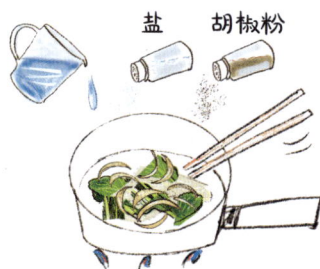

3 加入油菜块，用少许盐和胡椒粉调味，加入水，使其没过锅里的食材。

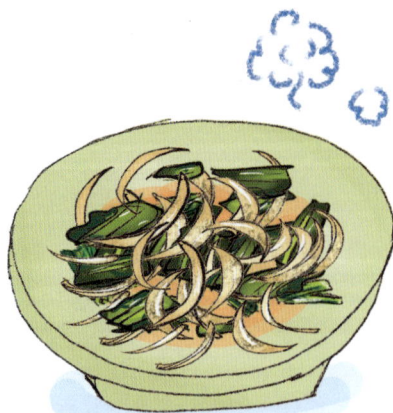

4 慢慢炖至收汁为止，装盘。

用油炒菜后加水煮，可以减轻身体消化吸收脂肪的负担。

炒洋葱

分量和食材
分量　2~4 人份
洋葱　1/2 个（约 100 克）

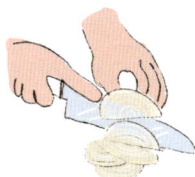

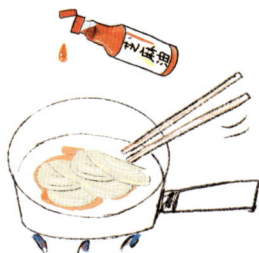

1 将洋葱的上下两头切掉，剥皮，纵向切成薄片。在加热的平底炒锅内，加 1 大勺芝麻油，小火慢炒洋葱片，翻炒均匀。

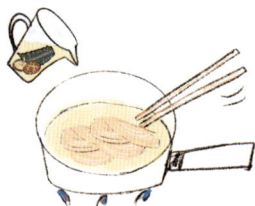

2 洋葱片变软后，加入没过食材的高汤，放入 1 小勺酱油之后，一边品尝味道，一边用中火炖。

3 关火，加入水淀粉（水和淀粉的比例 2：1），搅拌均匀后再一次开火，翻炒成黏糊状之后，装盘。

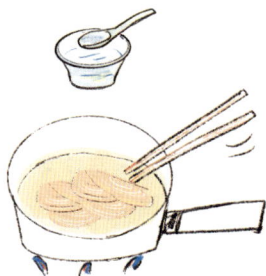

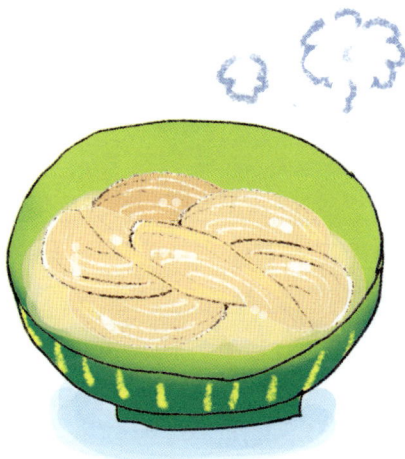

马铃薯

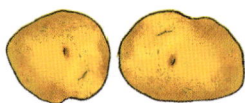

{特点}

本州岛产的马铃薯5~6月是时令期，而在主产地北海道，9~11月是马铃薯的时令期。**刚上市的马铃薯水分多，味道清淡。到了时令的后半期，水分减少，淀粉的比重增加，味道变浓。**

若将马铃薯切成细丝或小丁，其中的淀粉质更易粘连，将其浸泡在水中的话，淀粉质就会被洗掉一部分，口感就会很顺滑。

马铃薯的皮中含有消化酶，所以带皮吃的话，就不易感到烧心。此外，连皮吃，可以享受到不同的口感和味道。

{历史}

自古在南美洲被食用的作物，16世纪传入欧洲，17世纪初期传入日本。由于马铃薯不挑生长环境，容易种植，所以在江户时代，马铃薯作为救荒作物，推广至日本全国。

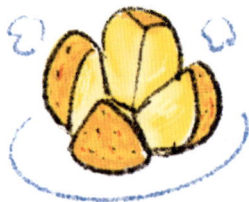

蒸马铃薯

明治时代初期开垦北海道时，栽培了很多品种的马铃薯，因此北海道成了马铃薯的主产地。

{成分·效用}

可以长期保存，没有怪味，主要成分是淀粉，所以在全世界是仅次于玉米、小麦、大米产量的农作物。马铃薯中所含有的维生素 C，由于被淀粉包裹并保护着，在适度烹饪时流失较少。

准备工作

马铃薯上发芽以及变绿的部分，含有有毒的茄碱，请去除干净之后再吃。

去皮

去皮的马铃薯，一接触空气就容易氧化变色，所以要浸泡在水中。去皮的话，因为易熟，所以适合做马铃薯泥。做马铃薯泥时一定要趁热捣碎，使水分蒸发，这样就不会变得黏糊糊的。

不同品种的特点

黄心马铃薯的口感面乎乎的，又松软易被捣碎，所以适合做土豆泥和油炸土豆泥饼；白心马铃薯的淀粉含量较低，口感脆爽，适合炒着吃。

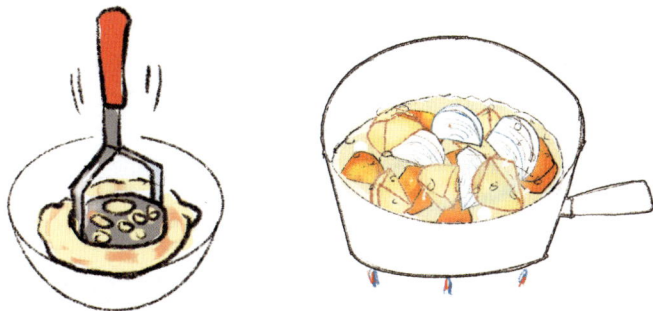

马铃薯炖胡萝卜洋葱

分量和食材

分量　2~4 人份
马铃薯　1 个（大约 200 克）
胡萝卜　1/2 根（大约 70 克）
洋葱　1/2 个（大约 100 克）

对患病或身体不适的人，最好用海带和干香菇做的植物性高汤。此外，不用放味淋，一边品尝味道一边加 1 小勺酱油，慢慢地进行调整。

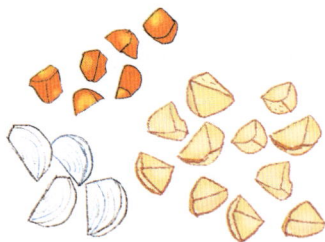

1 将马铃薯和胡萝卜去皮，切滚刀块。洋葱剥皮之后，切厚片。

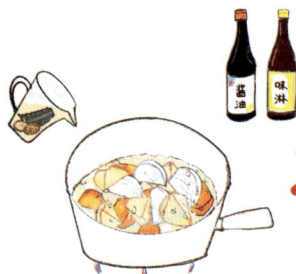

2 锅里放入切好的马铃薯、胡萝卜、洋葱，加入没过食材的高汤。一边品尝味道，一边放 1 小勺酱油和 1 小勺味淋。

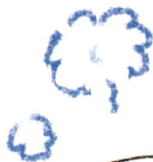

3 用中火将食材炖至软糯，装盘。

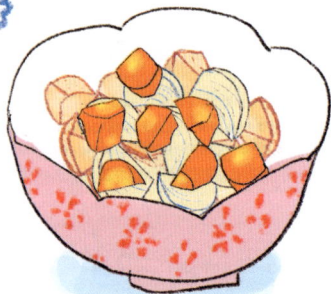

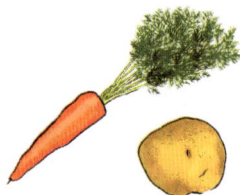

马铃薯和胡萝卜的皮，也含有很多营养，所以如果不是很抗拒的话，最好不要削皮，直接食用。

咖喱马铃薯黄瓜

分量和食材
分量　2~4 人份
马铃薯　1 个（大约 200 克）
黄瓜　1 根

1 马铃薯去皮、切丝，浸泡在水中。黄瓜洗净后切丝。

> 患病或身体不适的人，最好不加咖喱粉，只用少许的盐调味。之后在平底炒锅中，加入没过食材的水，炖至收汁为止。

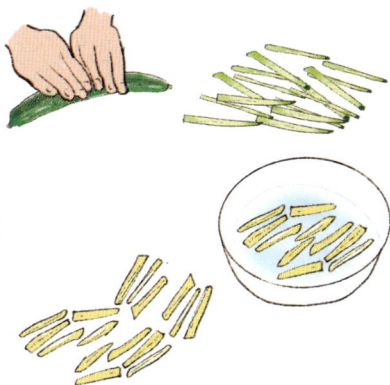

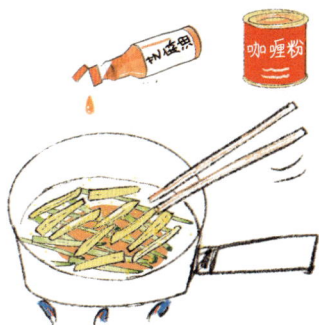

2 在平底炒锅中放入 1 大勺芝麻油进行加热，用中火炒沥干水分的马铃薯丝和黄瓜丝。炒至八分熟，加入少许盐和少许咖喱粉。

3 炒至入味后装盘。

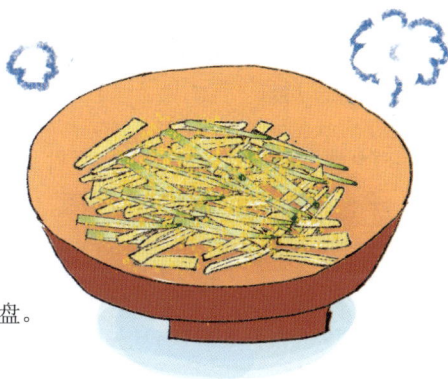

蔬菜的历史和时令

现在食用的蔬菜当中，最古老的是什么

超市中的很多蔬菜，都是江户时代以后才传入日本的，到明治和昭和时代，人们才开始普遍食用，是历史比较短的蔬菜。

古时候，日本人食用的蔬菜一般都是当地产的和绳文时代传入日本的，相当于现在的山野菜。具体来说，有款冬、水芹、鸭儿芹、艾蒿、蕨菜、紫萁、土当归、山药、百合根等。

现在我们食用的蔬菜当中，最古老的是芋头。据说在开始栽培水稻以前，芋头就是主食。

除此之外，据说从绳文时代开始食用的蔬菜是黄瓜，古时作为药用。从镰仓时代开始食用的蔬菜有牛蒡、紫苏、韭菜等。到了弥生时代，大蒜、生姜、野姜、芜菁、萝卜、冬瓜等蔬菜传入了日本。

特别是芜菁，在日语中被称为"青菜"，从古时候就作为宝贵的绿叶蔬菜食用。

镰仓时代，大葱、豇豆和魔芋才开始被食用，而古时被作为药用的黄瓜到江户时代前后才被广泛食用。

在奈良、平安时代，像长茎莴苣（叶子不重叠，不成球状的长茎状莴苣）、蚕豆、茄子、慈姑、芥菜、藠头、豌豆、山药等蔬菜都开始被人们食用。

之后，西瓜、菠菜、芹菜也都陆续传入日本。

到了江户时代，在京都开始种植水菜和京水菜，在江户地区则开始种植油

菜。几乎所有的蔬菜都是在江户时代流传下来的，除了红薯和竹笋以外的蔬菜，都是在明治时代后才被用于料理的。

古风村的时令日历

蔬菜的时令分类，是以在古风村栽种的蔬菜为参考的。因地区不同，蔬菜的时令期也不同，有的蔬菜生长期长，有的蔬菜可以保存起来反季食用，有的蔬菜在春秋两季可以播种两次，等等，所以尽可能食用当地当季的时令蔬菜。

【春季的时令蔬菜】

油菜花，从春寒料峭的早春到仲春，先是茎部开始生长，之后长叶开花，这样就可以收割食用了。

马铃薯和洋葱收割后，保存在阴凉处或者晾干保存，可以食用到冬天。

间苗菜，主要是在春天和秋天播种的绿叶蔬菜，比如萝卜和胡萝卜的间苗，可以合理食用，不浪费这些蔬菜。

【夏季的时令蔬菜】

茄子，即使到秋天也可以收获食用。

大蒜、辣椒、生姜保存起来，可以在夏天以后的季节食用。

【秋季的时令蔬菜】

冬瓜和南瓜，从夏末到初秋收获，保存之后可以食用到冬天甚至来年早春时节。

【冬季的时令蔬菜】

除了莲藕、大葱、白菜以外的其他蔬菜，基本都可以分为春种和秋种，进行两次收获。春秋两季播种的蔬菜，主要在秋冬两季收获。

第 4 章

夏季美食

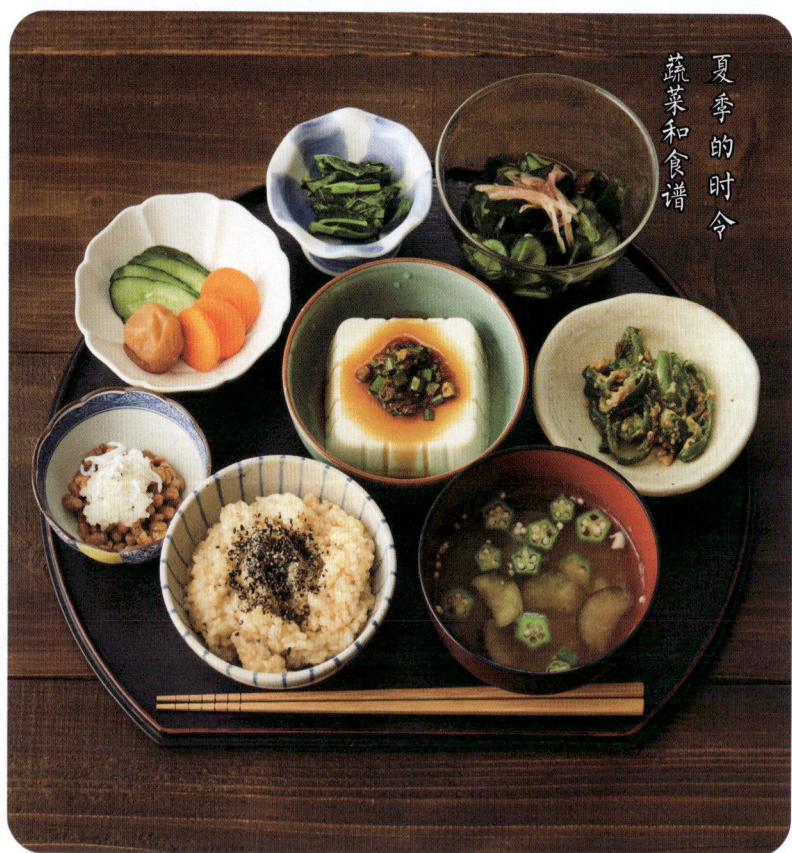

夏季的时令
蔬菜和食谱

落葵

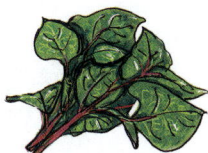

〖特点〗

时令期是7~9月。**有独特的味道（涩味和土腥味），吃嫩芽和藤蔓尖。**其紫黑色的果实，经常用于食品的着色。

〖历史〗

原产于亚洲热带地区，在日本是青菜少的夏季食用的宝贵蔬菜。从江户时代就作为染料使用，由于有独特的味道，所以很难作为食物被普及。营养价值高，1970年以后，被日本认定为蔬菜。

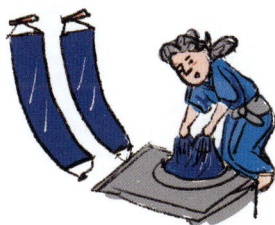

〖成分·效用〗

营养价值高，富含维生素、矿物质。**因为日本夏季可以收获的蔬菜少，所以是宝贵的绿叶蔬菜。**

准备工作

用开水煮至茎部留有少许硬度，来去除涩味。从热水中捞出之后，浸泡在冷水中，之后捞至小笼屉，沥干水分。加热的时候，容易产生黏液。

醋味凉拌落葵

分量和食材

分量　2~4人份

落葵　1 小捆（大约 200 克）

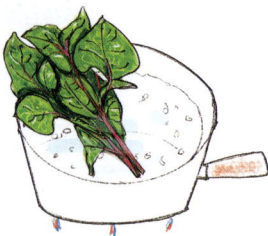

1 用开水煮落葵，煮至茎部稍微有点硬的时候，从热水中捞出。

2 浸泡在冷水中，去除余热之后，用手轻轻挤压水分，捞至小笼屉中沥水。

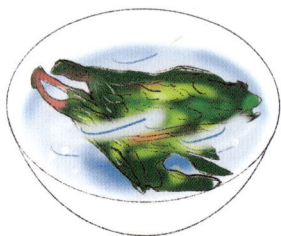

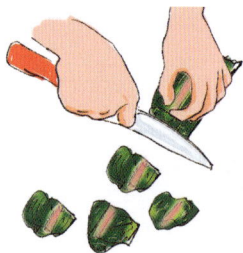

3 切成方便吃的大小，装盘。

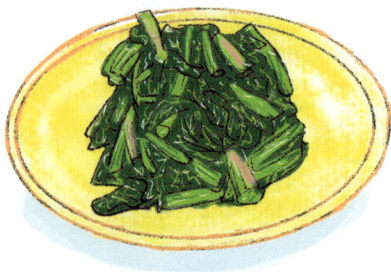

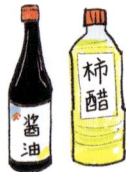

4 一边品尝味道，一边放1 小勺酱油和 1 小勺醋拌匀调味食用。

108

黄麻

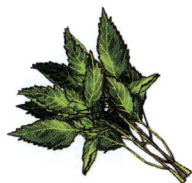

【特点】

时令期是 7~9 月。含草酸较多，是需要去除涩味的蔬菜。**切碎的话，会有黏性，没有怪味，口感温和。**

种子和豆荚含有强心作用的成分，误食的话，有引起眩晕和呕吐的风险，所以需要注意。

【历史】

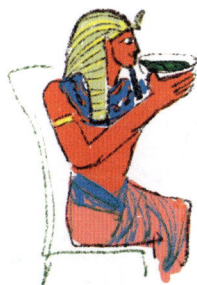

和落葵一样，是在日本青菜很少的夏季可以吃到的宝贵蔬菜。原产地是非洲，黄麻在阿拉伯语中，是"只有国王才能吃的东西"之意。传说埃及国王生病的时候，喝黄麻汤治好了，所以它也被称为"皇家蔬菜"。在日本，1980 年以后开始普及。

【成分·效用】

含有维生素、矿物质、膳食纤维。与山药、芋头、秋葵相同，具有黏性成分，所以可以保护胃黏膜，帮助身体消化吸收蛋白质，还有滋养的效果。

准备工作

用热水煮至茎部稍微有点儿硬的程度，来去除涩味。从热水中捞出之后，浸泡在冷水中，再捞至小笼屉，沥干水分。

黄麻拌干鲣鱼花

分量和食材
分量　2~4 人份
黄麻　2 捆（大约 200 克）
干鲣鱼花　1 小把

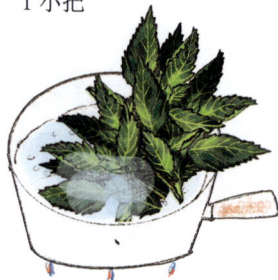

1 用开水煮黄麻，至茎部
微硬的状态下，捞出来。

2 浸泡在水中，去除余热后，
轻轻挤压沥干水分，切成方
便吃的大小，放入锅中。

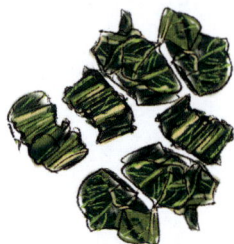

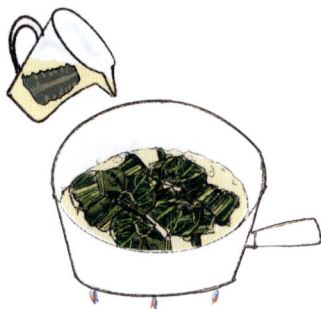

3 在锅中加入没过食材的海带高
汤，一边品尝味道一边加 1 小勺
酱油，快速炖好之后冷却。

4 装盘，在食用之前，
撒点干鲣鱼花，加
少许酱油，使其具
有香气。

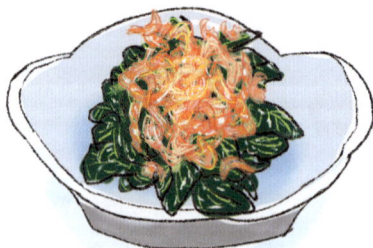

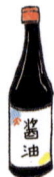

毛豆

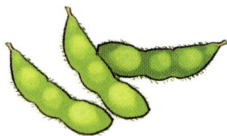

{特点·历史}

时令期是 7~9 月。毛豆是在未完全成熟阶段收获的，被称为"田地之肉"的大豆。它比大豆容易烹调，又好消化。

据说大豆原产地是亚洲，于绳文时代传入日本，当时作为长时间不能摄取肉类的日本人的重要蛋白质来源，有多种吃法。

据说在平安时代和镰仓时代，就有食用生大豆和毛豆的记载，当时的主流做法是水煮食用。后来，到了江户时代，一到夏天，就有人沿街售卖带着茎的未成熟的大豆，豆荚上有毛，这就是毛豆名字的由来。

{成分·效用}

大豆富含蛋白质、糖类、脂肪和矿物质，还含有多种维生素，所以它是名副其实地**汇集了豆类和蔬菜精华的高营养价值食物。**

准备工作

为了去除毛豆上的绒毛，用板搓或用盐搓之后，放置一会儿，再加少许盐，在沸水中煮熟。

盐水煮毛豆

分量和食材
毛豆　自己喜欢的量

1 双手反复揉搓，并用盐搓
去绒毛。

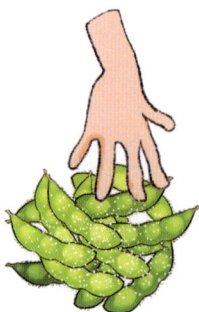

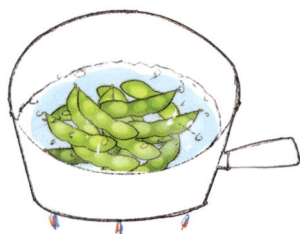

2 将 4% 浓度的盐水烧开，
放入毛豆，煮 4~5 分钟。

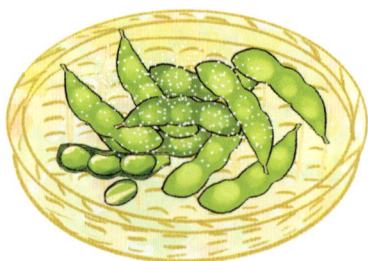

3 煮好之后，将毛豆放入小笼
屉，沥干热水，撒上适量的盐。
建议趁热食用。

毛豆的绒毛接触嘴的话，会有不
适感，所以请用盐揉搓将其去除。
此外，用盐揉搓还可以去除污垢。

生菜

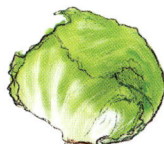

{特点}

上市期是4~5月。刚上市的时候水分多，比较柔软；到了时令后期叶子变厚，更有嚼劲。**其特点是，外叶纤维粗而有嚼劲，内叶柔软有甜味。**味道清淡，适合搭配各种食材食用。将叶和茎切开的话，会流出带有苦味的像乳汁一样的白色液体。

{历史}

叶子不重叠、不成球状的生菜，日文名叫"莴苣"，在中东到地中海沿岸一带，从5000多年以前就开始食用。**据说，像生菜这样，切开叶和茎会流出白色液体的植物皆称为"乳草"，进而发展为与日语发音相近的"莴苣"这个名字。**

奈良时代以前，一个长茎品种的生菜由中国传入日本，一直被食用到江户时代。现在常见的球状生菜和叶状生菜，是后来才开始成为主要的莴苣品种的。

切开叶和茎会流出
白色液体

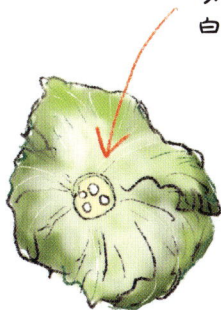

生菜大约 95% 由水分构成，有去除体内热气的作用。

准备工作

生食

用菜刀切会变色，所以建议用手撕碎。会流出白色乳状的苦味成分，所以撕完最好用水浸泡一下。不过用水浸泡时间过长的话，会变得水多味淡，所以需要注意时间。

炒生菜

一炒就会出很多水分，所以泡完要好好沥干水分再炒。要想更加精致的话，建议将水分擦去。

生菜沙拉

分量和食材
分量　2~4 人份
生菜　2 片外叶（大约 100 克）
黄瓜　1 根（大约 100 克）
西红柿　1 个（大约 100 克）
干裙带菜　适量
面筋　适量

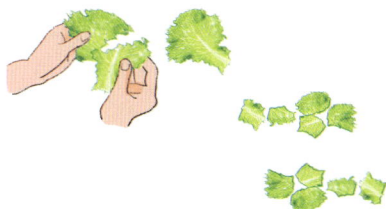

1 生菜用手撕成方便吃的大小，再用水洗，之后放入小笼屉中沥水。黄瓜切薄片，用 3% 浓度的盐水浸泡。西红柿纵向切成块。

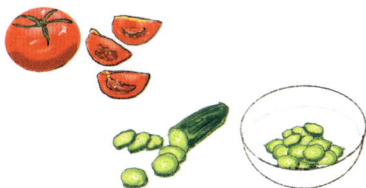

2 面筋和干裙带菜，按照商品包装说明，浸泡在水中泡发，沥干水分，切成方便吃的大小。

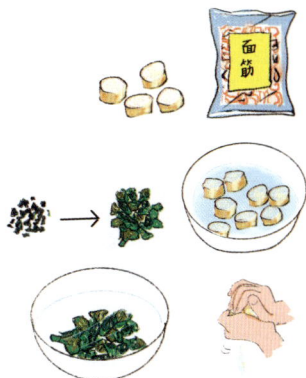

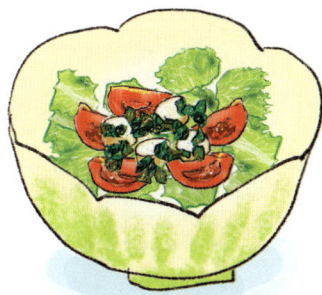

3 将所有食材充分沥干水分，装盘。

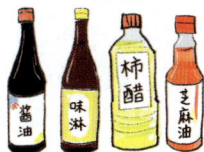

最好尝试自己亲手做沙拉调料汁。
酱油和柿醋按照 1：1 比例搅拌好，或者是酱油、味淋和柿醋按照 1：1：1 的比例搅拌好的酱汁里，加入少许橄榄油或者芝麻油，充分搅拌之后淋在沙拉上，这道菜就完成了。

酱油　味淋　柿醋　芝麻油

生菜炒胡萝卜

分量和食材
分量　2~4 人份
生菜　2 片外叶（大约 100 克）
胡萝卜　2/3 根（大约 100 克）

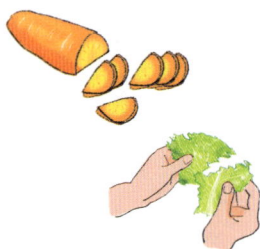

1 胡萝卜切成薄的半圆形片。生菜用手撕成能一口吃的大小。

为了提炼出在体内能转换成维生素 A 的脂溶性类胡萝卜素，胡萝卜要用油炒。此外，生菜用大火快速翻炒的话，会有一种脆脆的口感，为品味这种口感，炒的时间建议短点。

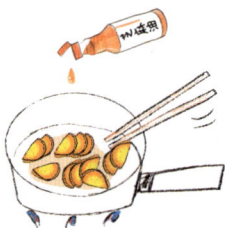

2 在平底炒锅，淋上芝麻油，放入胡萝卜片，用中火炒。

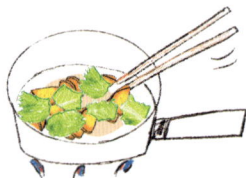

3 胡萝卜片快炒熟时，加入生菜块，大火爆炒。

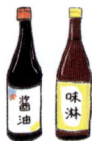

4 加入高汤，没过食材即可，一边品尝味道，一边放 1 小勺酱油和 1 小勺味淋，大火快速收汁。

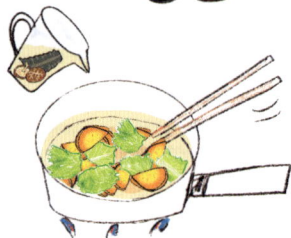

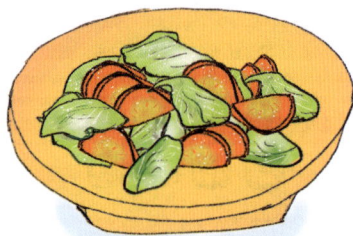

秋葵

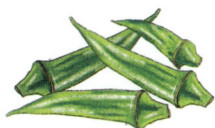

【特点】

时令期是6~8月。刚上市时，水分多，所以口感柔软，可以生食。剁碎或者切丝的话，会产生黏液。到了时令的后半期，会长出硬硬的"筋"，水分减少，皮变硬，但味道变浓，炖菜吃的话会很美味。

【历史】

幕府时代后期传入日本，被广泛食用则是1990年以后了。据说，秋葵全熟的种子还曾作为咖啡的代用品，受到了器重。

在古风村种植蔬菜后我才知道一件事情，即秋葵生长得非常快，错过时令期会一下子长大并变硬。可以生食的秋葵，是在短暂的那一小段时间进行收获的，所以很宝贵。

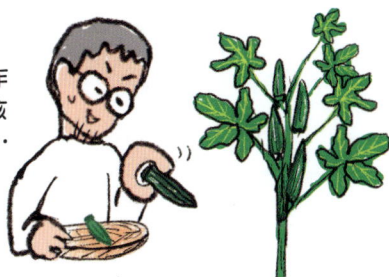

夏天容易流汗而缺乏维生素、矿物质，秋葵是非常好的补充食材，它还有能帮助身体消化吸收蛋白质的成分，还含有黏性成分。

准备工作

削去蒂的坚硬部分，剥去花萼。之后用盐揉搓或者用板搓，来去除绒毛，这时用的盐也会保留一点底味。**料理整根秋葵时，有时会受热破裂，所以要用牙签先扎 1~2 个孔。**快速水煮之后，捞至小笼屉中沥水，这样青草味就会减弱，色泽也会鲜艳。

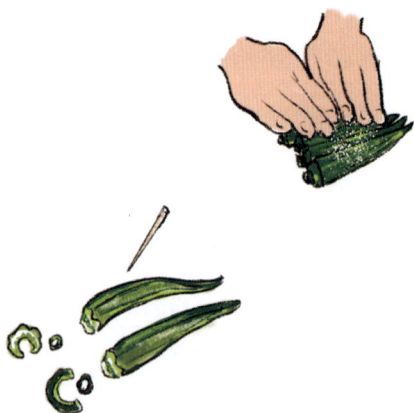

秋葵拌纳豆小杂鱼

分量和食材

分量　2~4 人份
秋葵　5 根（大约 50 克）
纳豆　1 盒
小杂鱼　适量

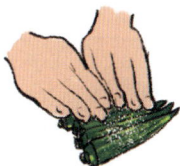

1 秋葵去蒂，用盐揉搓或用板搓，去除绒毛，用水洗净。

2 将秋葵切片，让其释放出黏液，再与纳豆、小杂鱼一起充分搅拌。

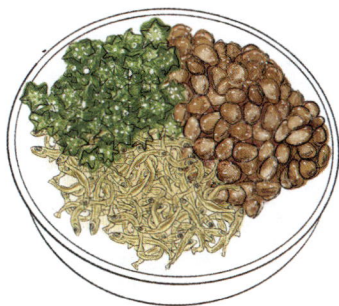

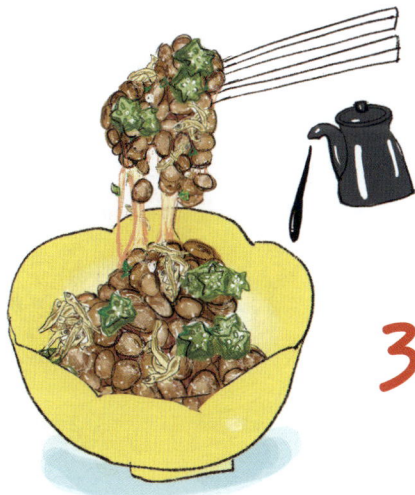

3 将食材装入小钵中，加少许酱油搅拌即可。

蘑菇酱拌秋葵

分量和食材

分量　2~4 人份
秋葵　10 根（大约 100 克）
蘑菇酱　40 克

1 处理好秋葵后，用热水快速煮一下，捞至小笼屉中沥水，撒上 1 小把盐。

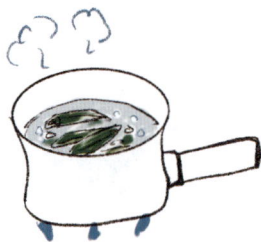

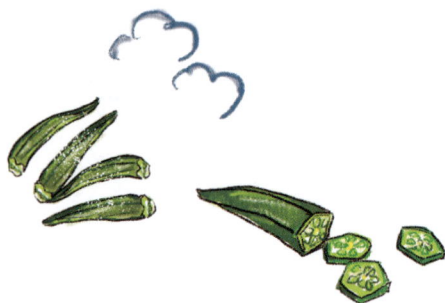

2 去除余热之后，将秋葵切成片。

3 用自己亲手做的蘑菇酱一起凉拌。

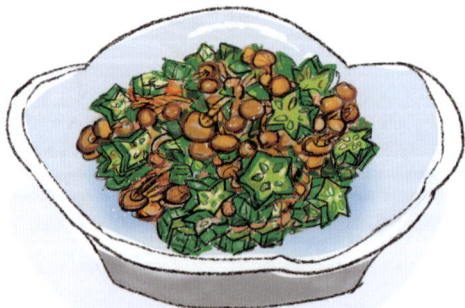

炖秋葵和长鹿尾菜

分量和食材

分量　2~4 人份
秋葵　3 根（大约 30 克）
干的长鹿尾菜　适量

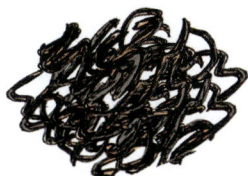

1 长鹿尾菜按照商品包装说明，用水泡发之后，切成方便吃的大小。

2 将长鹿尾菜放入锅中，倒入没过食材的高汤，一边品尝味道，一边放入 1 小勺酱油和 1 小勺味淋。

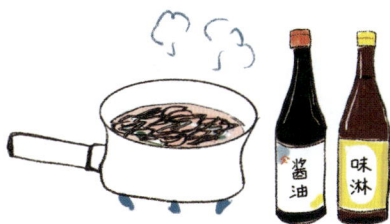

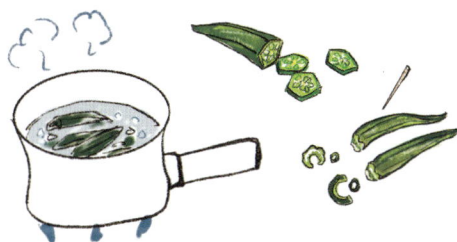

3 处理好秋葵后，用开水快速煮一下，去除余热后切成片，放入锅中。

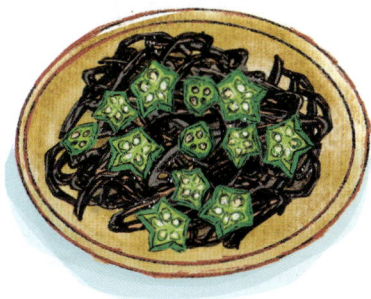

4 快速煮熟后，装盘。

生病或身体不适的人，不放味淋，只用酱油调味。
高汤，用海带和干香菇这样植物性食材熬制。

炖秋葵和蟹味菇

分量和食材

分量　2~4 人份
秋葵　10 根（大约 100 克）
蟹味菇　50 克

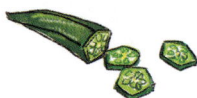

1 处理好秋葵后，切成片。

2 将蟹味菇的根部切掉，用手撕成一个一个的。

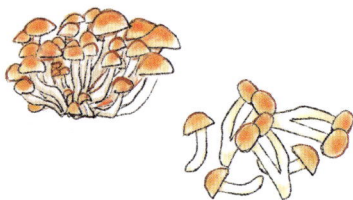

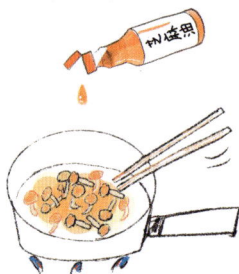

3 平底炒锅内，放少许芝麻油，用中火炒蟹味菇，炒出香气为止。

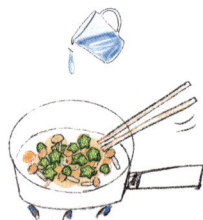

4 将秋葵片加入锅中，一边品尝味道一边加 1 小勺酱油。加入没过食材的水，中火炖，收汁即可。

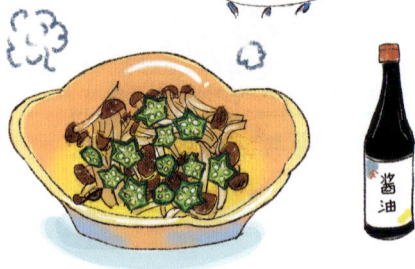

黄瓜

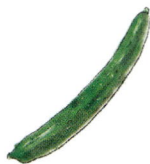

【特点】

时令期是 6~8 月。特点是，时令初期水分多，纤维柔软，青草味（涩味）较浓；到后期的话，表皮变硬，纤维变粗，种子也变得明显，会有甜味。

纵向切成条或丝，可以抑制涩味，还会很爽脆；**横向切成圆片或斜切片时，**容易出来涩味，也会降低爽脆感，但更容易入味。

黄瓜不仅可以生吃、腌渍成咸菜，炖、炒、做汤等也很美味。**炒的时候建议大火爆炒锁住水分，防止黄瓜变软。**

【历史】

据说其原产地是喜马拉雅山脉附近，在公元前 3000 年前就开始在印度栽培。在日本，有记载说从绳文时代开始食用，当时的黄瓜苦味较重，主要是作为药用。

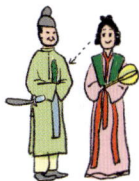

黄瓜开始被食用是在江户时代后半期。在昭和时代以后，就像现在一样了，作为夏季蔬菜被普遍食用。

【成分·效用】

水分多，有助于排除蕴含在体内的热气。有利尿、消炎的功效，可以在肿胀、浮肿时候食用。此外，黄瓜中还含有抗坏血酸氧化酶，它可以将其原本含有的"还原型维生素 C"氧化成"氧化型维生素 C"。以前认为维生素 C 被这种酶破坏，失去了其作为维生素 C 的功能，但通过近年的研究得知，氧化型维生素 C 一进入人的体内，就会通过体内酶的作用，再次恢复到原来的还原型维生素

C 的状态，维生素 C 的有效性几乎没有变化。

只不过，由于氧化作用，切开的食材放久了会变色，口感也会差一些，所以建议将黄瓜与可抑制抗坏血酸氧化酶作用的醋一起食用。

准备工作

由于顶端的涩味和苦味较重，所以要将两端切掉。请根据用途和喜好来选择备料！

去除涩味

快速用热水烫一下之后，浸泡在冷水中，这样可以去除涩味，并且会变成鲜艳的绿色。此外，仅是浸泡在水中，也可以减少涩味。

去除苦味

抹上盐，用搓板揉搓之后水洗，可以在去除苦味的同时使表皮产生划痕，所以会更容易入味。

切成自己喜好的大小之后，放入大约 3% 浓度的盐水中，这样不但可以去除苦味，还可以使黄瓜有一种温和的咸味。也可以在切好的黄瓜上撒盐，或者用盐揉搓之后，稍微腌一段时间，然后把腌出的水倒掉，这样去除苦味。

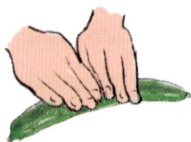

板搓

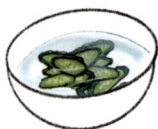

浸泡在 3% 浓度的盐水中

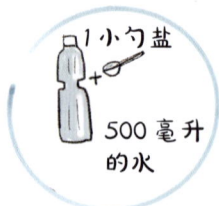

1 小勺盐 + 500 毫升的水

简便 3% 浓度盐水的做法

野姜丝黄瓜

分量和食材
分量 2~4 人份
黄瓜 1 根（大约 100 克）
野姜 适量

1 黄瓜切成薄片后撒上盐，放置一段时间后，挤去水分。

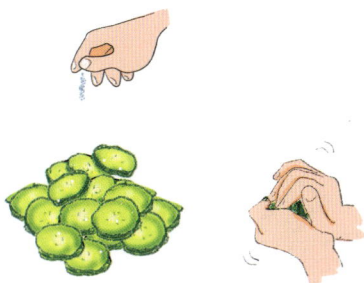

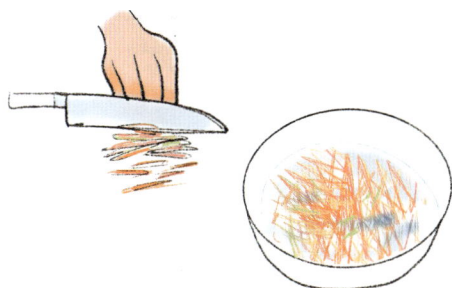

2 野姜切丝之后，浸泡在水中，去除涩味。充分沥干野姜丝后，滴少许醋。

在野姜丝上加少许醋的话，会呈现鲜艳的红色。

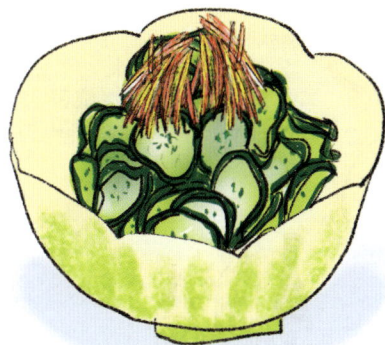

3 将黄瓜片盛入碗中，在上面撒上野姜丝即可。

凉拌黄瓜裙带菜

分量和食材
分量　2~4 人份
黄瓜　1 根（大约 100 克）
干裙带菜　适量

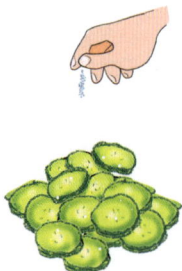

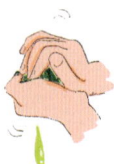

1 黄瓜切成薄片后撒上盐，稍微放置一段时间后，挤干水分。

2 干裙带菜按照商品包装说明，用水泡发之后，快速沥干水分，切成方便吃的大小。

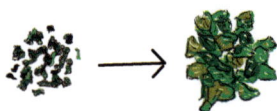

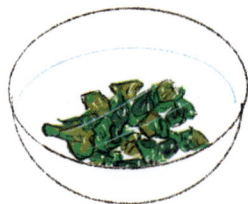

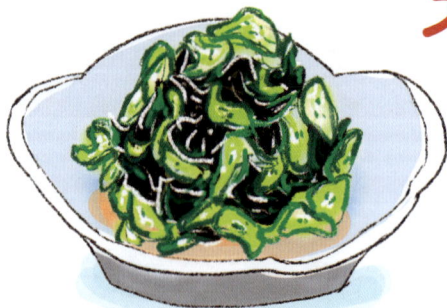

3 酱油和醋按照 1：1 的比例，或者酱油、味淋、醋按照 1：1：1 的比例制成酱汁，倒入裙带菜和黄瓜片中搅拌，之后装盘。

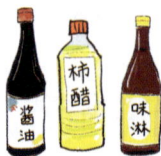

黄瓜裙带菜炸豆皮味噌汤

分量和食材

分量　2~4 人份
高汤　300 毫升
黄瓜　1 根（大约 100 克）
炸豆皮　1/2 块
干裙带菜　1 小把

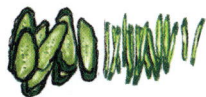

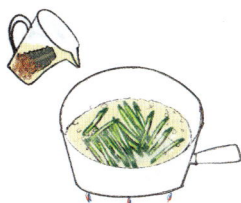

1 锅里放入用海带和干鲣鱼花（或者是海带和煮小鱼干）熬制的高汤之后加热，将用擦丝器擦好的黄瓜丝放入锅中。（患病或身体不适的人，使用海带和干香菇熬制的植物性高汤。）

2 干裙带菜按照商品包装说明，用水泡发，之后切成方便吃的大小。炸豆皮用开水烫一下之后切成丝。

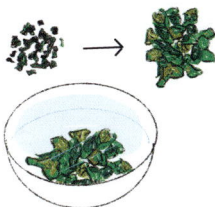

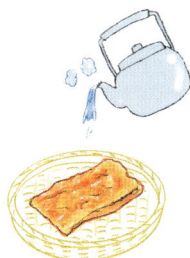

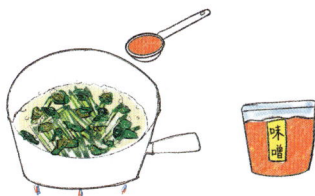

3 将所有食材放入锅中，一边品尝味道一边将 1 大勺味噌放入锅中，搅拌均匀，关火盛入大碗中。

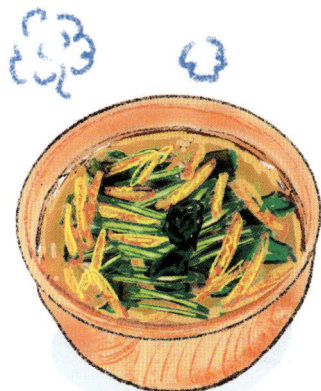

一般来说，味噌的分量是，每 300 毫升高汤（2 人份），放 1 大勺半到 2 大勺左右。但为了探究自己身体所需要的味道，可以先放 1 大勺，然后品尝咸淡，如果味道淡了再一点一点加量。1 大勺味噌相当于稍微大点的咸梅干大小，记住这个适合自己口味的量，日后做饭会很方便。

黄瓜炖西红柿

分量和食材
分量　2~4 人份
黄瓜　1 根（大约 100 克）
西红柿　按照自己喜好，1/2 个以上（大约 100 克）

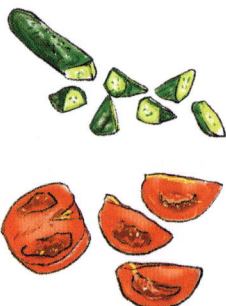

1 黄瓜洗净后切滚刀块，西红柿切块备用。

2 将黄瓜块和西红柿块放入锅中，加入没过食材的海带高汤，再加入 1 小勺酱油，中火炖至食材变软，关火。

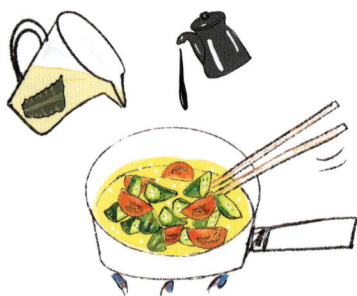

3 待去除余热后盛出，放入冰箱冷藏，在食用之前加入少许酱油和醋，品尝味道，装盘。

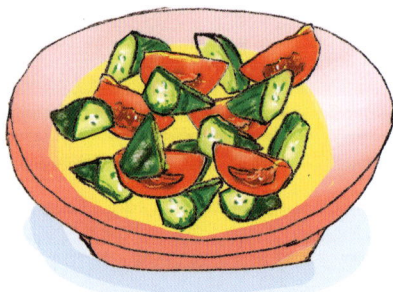

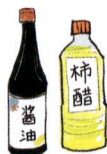

炖黄瓜汤

分量和食材

分量　2~4 人份
黄瓜　自己喜好的量

1 黄瓜洗净后切滚刀块备用。

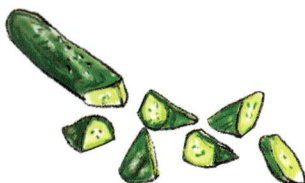

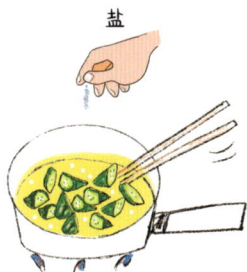

盐

2 将黄瓜块放入锅中，加入没过食材的高汤，再加入少许盐炖。

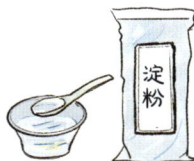

淀粉

3 黄瓜变软之后，加入按照水和淀粉 2：1 的比例制成的芡汁，炖至黏稠状。

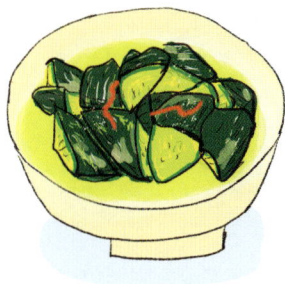

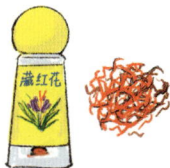

藏红花

4 装盘，撒上少许藏红花，使其具有香气。

将藏红花浸泡在水中会浸出黄色，所以其具有香气的同时也可以调色。使用少量藏红花是没问题的，但是大量摄取或者孕妇以及对橄榄类过敏的患者食用，有可能造成伤害，所以需要格外注意。

青柠汁盐味炒黄瓜

分量和食材
分量　2~4人份
黄瓜　1根（大约100克）
大青柠　适量

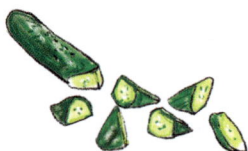

1 黄瓜洗净后切滚刀块备用。

2 在平底炒锅中放1大勺芝麻油，用大火加热，放入黄瓜块翻炒，再加少许盐调味。

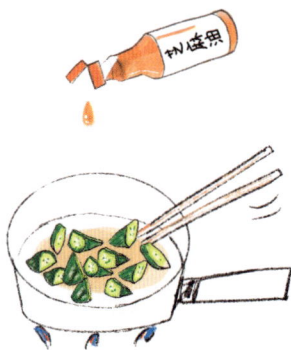

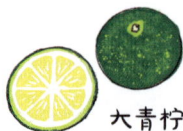

大青柠

3 最后挤入适量的大青柠汁，料理完成。

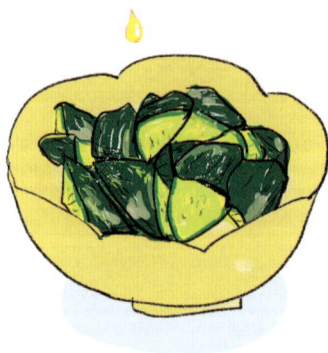

保持脆爽口感的秘诀是大火爆炒。
炒黄瓜用盐、胡椒、咖喱粉、辣油、味噌等调味可以改变味道。此外，切块、切成条状、切薄片、切厚片、切丝等不同切法，也可以使其口味发生变化。

苦瓜

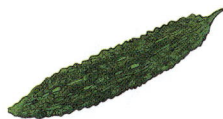

【特点】

苦瓜苦味重的地方是苦瓜瓤和白色内膜。时令期是 8~9 月，刚上市时水分多，质地柔软；到了时令的后期，水分减少，皮变硬。此外，果实紧实，随着种子的成熟，苦味也会加重。过了时令期之后，成熟的苦瓜会变成橙色或红色，甚至会有一点甜味。

【历史】

要不要来根苦瓜

其原产于亚洲热带地区，于江户时代从中国传入日本。因为是热带蔬菜，所以主要在冲绳和九州地区作为食用蔬菜进行了栽培，但近年来，在日本全国都可以吃到。

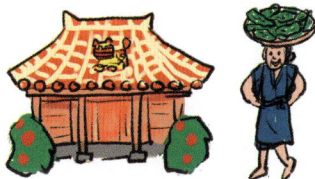

【成分·效用】

去除积聚在体内的燥热之气，给身体降温。有利尿效果，富含维生素 C。

准备工作

去除瓜瓤和种子。切完后浸泡在水中或者用盐揉搓，会缓解其苦味。

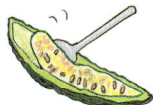
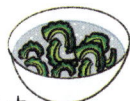

浸泡在水中

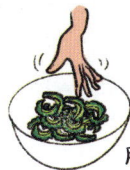

用盐揉搓

苦瓜炒豆腐

分量和食材
分量　2~4 人份
苦瓜　1/2 个（大约 80 克）
木棉豆腐　1/2 块（大约 100 克）

1 苦瓜纵向切开，去除瓜瓤和种子，切成薄片。如果嫌苦味重的话，就放在水中浸泡一下。

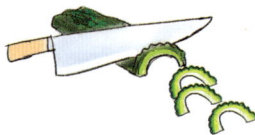

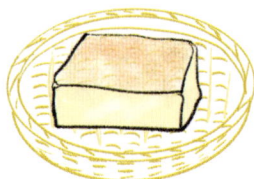

2 木棉豆腐沥干水分之后，切成方便吃的大小。

3 平底炒锅内放 1 大勺芝麻油，用中火炒苦瓜片，八分熟的时候加少许盐调味，再放入豆腐块一起炒。

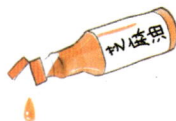

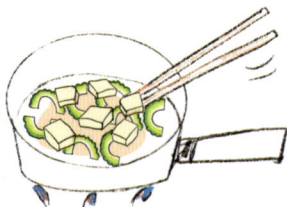

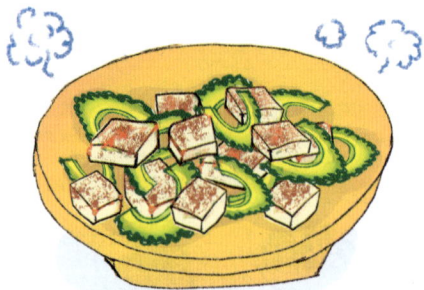

4 待豆腐炒熟了，装盘。

茄子

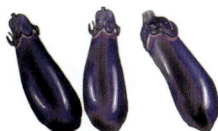

时令期是 7~9 月。刚上市的时候，水分多，皮和种子都柔软。顺着纤维方向纵向切的话，很难出涩味，并且可以很好地发挥茄子的柔软性。大火用油炒，就会锁住茄子原本的味道，吃起来更加美味。

到了时令的后期，水分减少而且皮会变厚，种子紧实，味道浓重。可以横着切，**把纵向的纤维切断，切小块儿或者切圆片的话，会缓解发硬的口感。**这个时期的烹调方法，建议采取能补充茄子水分的炖或者炒。

【历史】

从古时候开始，茄子就在印度作为蔬菜被栽培了。5 世纪传入中国，13 世纪传入欧洲，但当时并没有得到广泛推广。

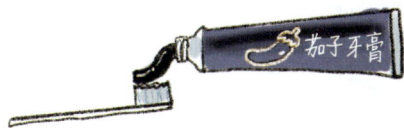

现在市面上也有卖这种牙膏的。

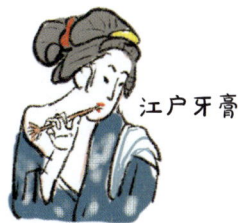

江户牙膏

茄子的蒂干燥之后，用小炉子烤成黑色，可以做牙膏用。

在日本正仓院的古文书中有记载说，茄子是 8 世纪传入日本的蔬菜。之后得到推广，在江户时代已经培育出很多品种。因此，至今在各地还有不同品种的茄子。除了食用以外，茄子从过去就被用于治疗口腔炎症、肿胀和牙齿疼痛等，同时也被用于制作牙膏。此外，在日本，如果在新年里做梦梦到如谚语所说的"一富士（山）二老鹰三茄子"，会被视为大吉大利之兆。

{成分·效用}

水分多，可以去除体内积聚的燥热之气，给身体降温。紫色的皮中含有花青素，花青素是多酚的一种，有抗氧化的作用，对预防癌症和生活习惯病有潜在益处。

花青素是水溶性的，所以用水浸泡或者用盐腌制的话，就会溶化。但是在腌制时加入少许明矾和铁的话，就会将离子结合起来，从而变得稳定，花青素就不易流失。

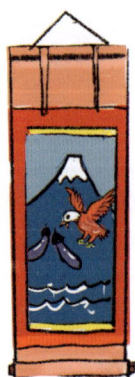

一富士（山）
二老鹰三茄子

先切掉蒂。**花萼有鲜味，所以尽可能去除刺后食用花萼。**茄子切开后，一接触空气，多酚类就会氧化变色，所以最好用水浸泡。将明矾或钉子等含铁的物质放入水中的话，能够更好地防止变色。

生食·咸菜·炖菜

切完之后浸泡在水中，去除涩味并固色之后，撒上盐或用盐揉搓的话，就会变软，也会别有风味。

想做出更漂亮的颜色的话，最好用明矾水去除涩味和固色。

炒·油炸·烤

不需要去涩味，烹调之前将其切好即可。将皮切开的话，容易熟和入味。烤整个茄子的话，为了防止茄子破裂，可以划几道切口，或者扎几个小孔。

茄子和油一起炒的话，茄子会吸收油而变得紧实，口感更好。而且，油会将茄子独有的涩味覆盖住，使涩味变淡，鲜味加重。

在放油之前，稍微烤一下或炒一下的话，茄子会变紧实，就不会吸附太多的油。

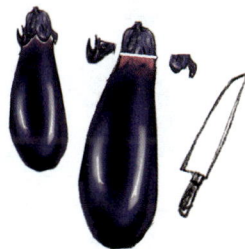

笼屉乌冬面

分量和食材

分量　2~4 人份
乌冬面　自己喜好的量
茄子、青椒、洋葱、紫苏、野姜等　自己喜好的量
（什么蔬菜都可以，方便清理冰箱里的剩余食材）

调料汁

高汤　200 毫升
酱油　1 小勺
味淋　1 小勺
干鲣鱼花　2~3 克

1 在海带和干香菇的高汤中加 1 小勺酱油和 1 小勺味淋，边尝味道边加热。煮开之后，调至小火，加入干鲣鱼花，之后马上关火，用漏勺过滤冷却。

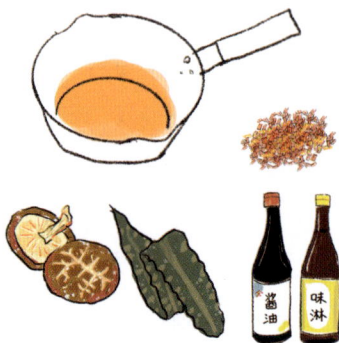

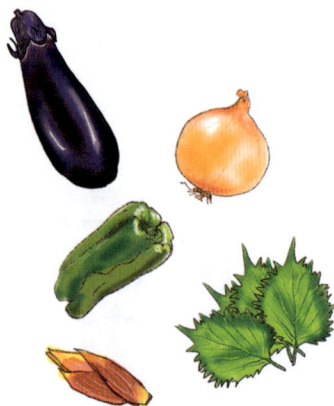

2 将茄子的蒂和花萼去掉，纵向切成两半，沿切口切成薄片，在水中浸泡之后，沥干水分，用盐揉搓。将青椒蒂切掉，剖开去瓤，切成细丝后用盐揉搓。待茄子片和青椒丝变软之后，挤干水分。

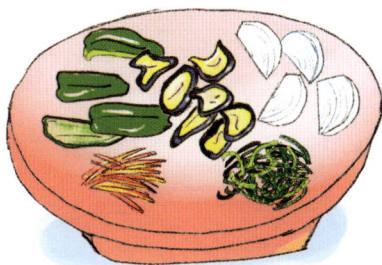

3 将洋葱切成瓣，在水中浸泡之后沥干水分。
紫苏和野姜切丝。将茄子片、青椒丝、洋葱块、
紫苏丝、野姜丝装盘备用。

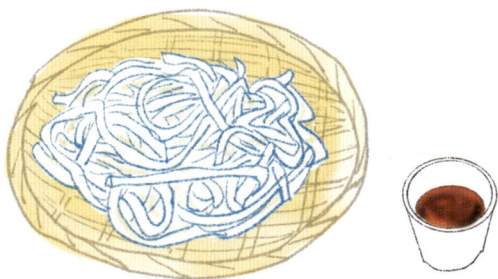

4 烧足量的开水，煮乌冬面。边搅动边煮，防止面条粘连。煮好之后，
捞至笼屉内用流水冲洗面条，沥干水分后，装入笼屉。蔬菜就着乌冬面，
蘸着调料汁食用。

在古风村大多食用糙米，所以并**不建议食用乌冬面或其他精细面食**。想
要把厨房里剩余蔬菜吃完或每次不能做太多菜品的时候，可以做顿面食
来寻求新鲜感。
乌冬面的调料汁要比一般蘸汁的味道清淡一些。以这个味道为基准进行
不断地调整，慢慢地来探寻身体真正需要的味道！
此外，茄子和青椒如果快速煮一下，再挤干水分食用也很美味。

茄子胡萝卜拌米粉

分量和食材
分量　2~4 人份
茄子　按照个人喜好的量
胡萝卜　按照个人喜好的量
干米粉　40 克

1 干米粉按照商品包装说明
进行水煮或者用水泡发。

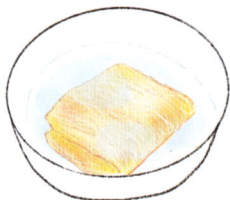

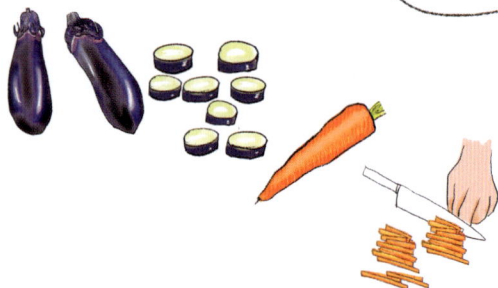

2 茄子切成 2~3 毫米
厚的圆片，胡萝卜
切丝。

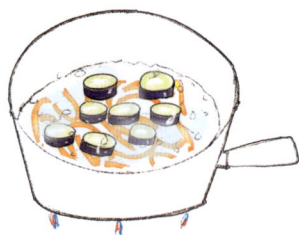

3 将茄子片和胡萝卜丝快速
水煮之后沥干。

4 在盆中放入沥干水分的
米粉、茄子片和胡萝卜丝
之后搅拌，撒上少许盐，
加 1 小勺芝麻油即可。

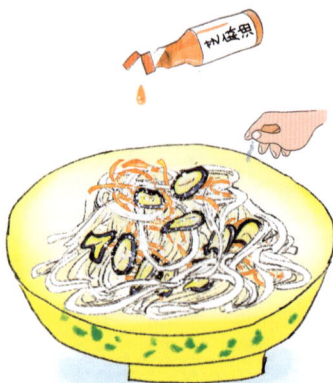

蒸茄子

分量和食材
分量 2~4 人份
茄子 1 根

1 茄子切成方便吃的
大小的圆片。

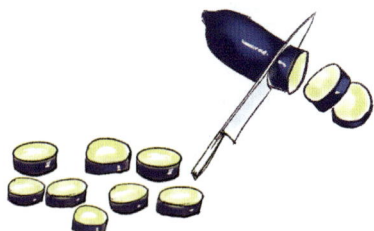

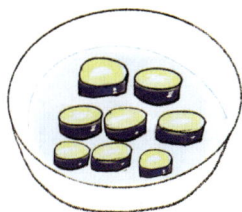

2 将茄子片浸泡在水中，
去除涩味并固色。

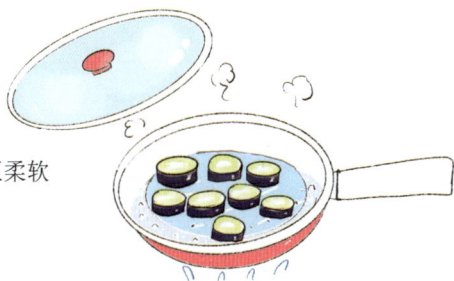

3 将茄子片蒸至柔软
之后装盘。

4 在小碟子中，倒入适量的
放了姜末的酱油，用茄子
片蘸着酱油吃。

时令后期的茄子会因水
分减少变硬，将其切成圆
片会相对软一些。
若用时令前期的茄子，顺
着纤维竖切，则会保持其
口感。

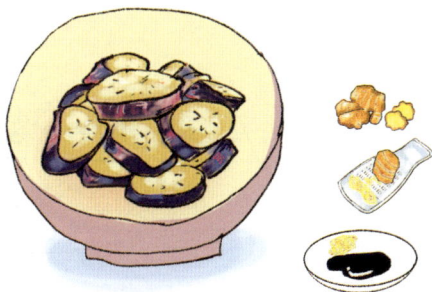

煎全茄

分量和食材

分量　2~4 人份
茄子　2 根

1 去除茄子蒂上的萼片，在茄子皮上纵向均等地划 4 条切口。

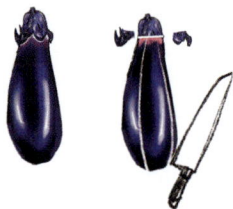

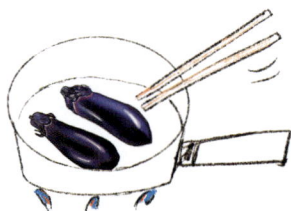

2 将茄子放入平底炒锅，一边翻转，一边用小火煎制。

3 将茄子瓤烤熟之后，揭下茄子皮，装盘。

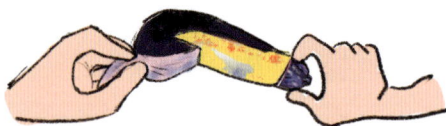

4 将 1 小勺味噌和 1 小勺味淋均匀涂抹在茄子上即可。

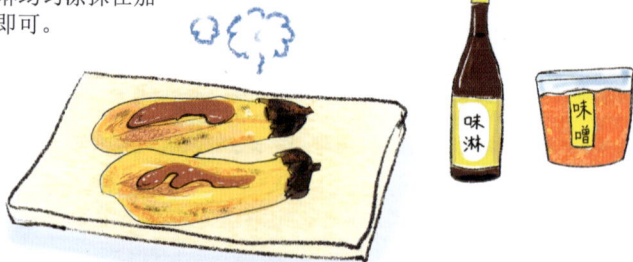

味淋

味噌

茄子炖面筋

分量和食材

分量　2~4 人份
茄子　2 根
面筋　适量
高汤　150 毫升

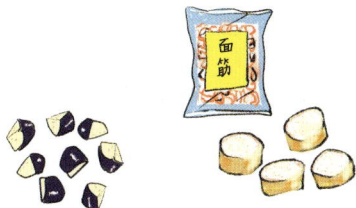

1 将茄子的蒂去除，切成
滚刀块之后浸泡在水中。
面筋按照商品包装说明
用水泡发，挤干水分。

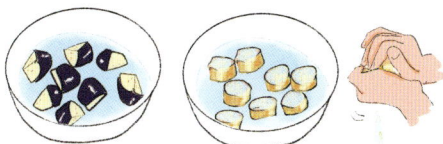

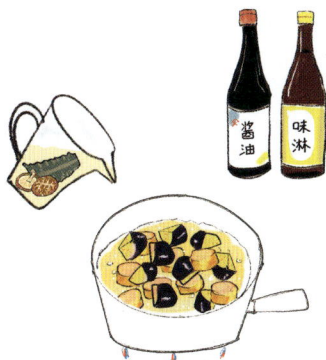

2 将沥干水分的茄子块和面筋
放入锅中，加入没过食材的
高汤。一边品尝味道，一边
加入 1 小勺酱油和 1 小勺味
淋，用中火炖。

3 茄子变软之后，关火，
静置一会再装盘。

炖完之后静置，可以
让茄子和面筋更加
入味。

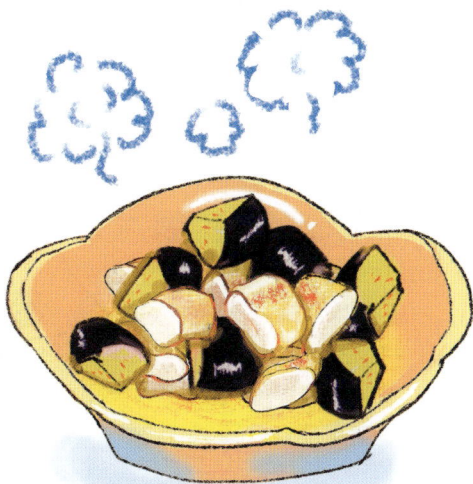

干煸茄子

分量和食材

分量　2~4 人份
茄子　1 根

1 将茄子的蒂去掉，纵向切成两半之后用水浸泡。将茄子沥干水分，在皮上划格子状的切口。

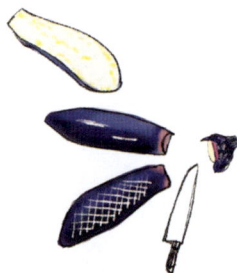

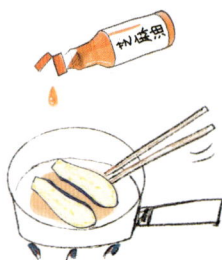

2 在平底炒锅内，淋上稍多一点的芝麻油，将茄子皮朝下，用中火煸。

3 茄子皮的一面煸好了之后，翻面，上下两面都煸至焦黄色之后，装盘。

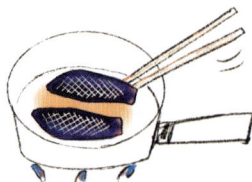

4 在茄子上倒入适量的酱油，再放点姜末，料理完成。

在放油之前，用平底炒锅将茄子稍微煎一下的话，茄子就不会太吸油。茄子的组织呈海绵状，但通过加热，其组织会变得紧实，从而使油很难渗入。

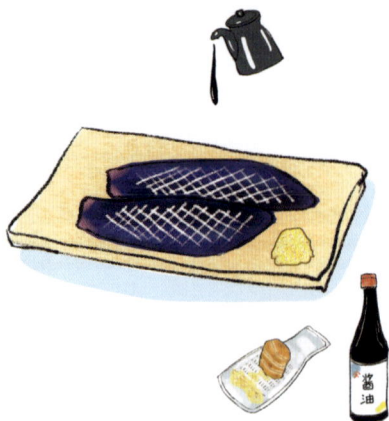

142

西红柿

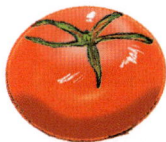

【特点】

6~9 月是时令期。时令的初期水分多，而且皮薄酸味重；到了时令中期，西红柿的个头会更大，重量增加；到了时令后期，水分减少而且皮变硬，瓤变得紧实，甜度也增加。

西红柿含有鲜味成分，可以用于制作高汤，在欧美国家多用于做汤和炖菜。

日本的西红柿，青涩味和酸味较温和，主要生食。在欧洲栽培的西红柿，主要适合烹饪和做加工制品，是通体红色、酸味重的品种。

【历史】

野生品种的西红柿，从古时候开始就分布在安第斯山脉附近，后来在墨西哥作为食用蔬菜进行栽培，但当时的西红柿个头很小。西班牙人于 16 世纪将其带入欧洲，当时的西红柿是观赏用的，18 世纪以后才开始食用，19 世纪经过品种改良，开始在欧洲广为食用。

江户时代西红柿传入了日本，但当初也是作为观赏用的，后来才开始广泛食用。

【成分·效用】

西红柿是含有维生素、矿物质、柠檬酸、氨基酸等多种营养成分的蔬菜，特别是其还富含有强抗氧化作用的番茄红素。

剥皮有两种方式，一种是用开水烫过之后剥皮，另一种是烤过之后剥皮。

开水烫剥皮

挖去蒂，将西红柿放入汤勺中，在沸腾的开水中烫5~10秒。出现裂口之后，将其浸泡在冰水中，去除热气的同时从裂口处剥皮。

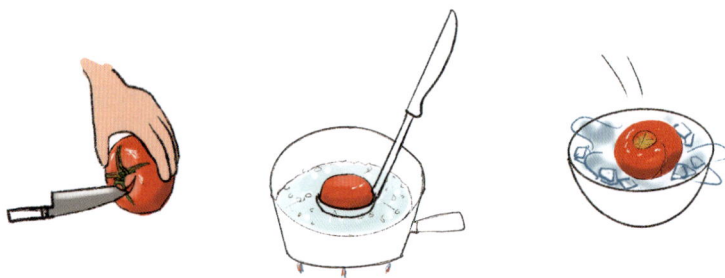

烤过之后剥皮

用叉子插住西红柿，放在小炉子上火烤。出现裂口之后，将其浸泡在冰水中剥皮、去蒂。

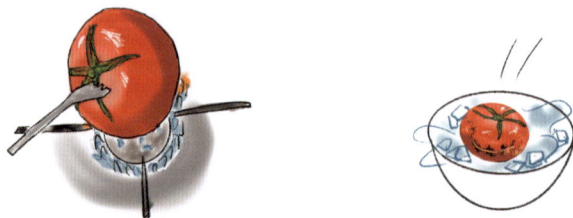

酱汁浇西红柿茄子

分量和食材
分量 2~4 人份
西红柿 1/2 个（70~80 克）
茄子 1 根

1 西红柿切成小丁。茄子去蒂，纵向对半切开，浸泡在水中，放置几分钟之后沥干水分，在皮上划出格子状的切口。

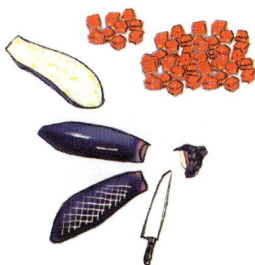

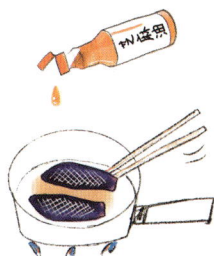

2 在平底炒锅中倒入稍微多点的芝麻油，将茄子瓤朝下，用中火煎。煎好一面之后，翻过来煎另一面，煎至焦黄色之后装盘。

3 在还有剩余油的平底炒锅中，加入西红柿丁，用中火翻炒，熟了之后，将其盛出放在茄子上。

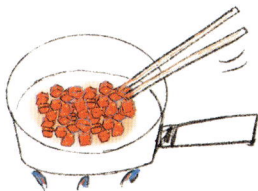

4 在少许姜末中加 1 小勺酱油，将姜末酱油淋在菜品上即可。

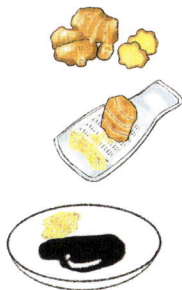

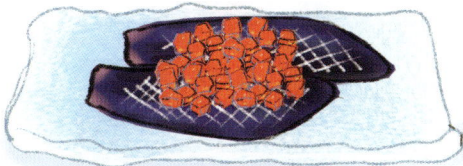

凉拌小西红柿和黄瓜

分量和食材

分量　2~4 人份
小西红柿　8 个（大约 100 克）
黄瓜　1 根（大约 100 克）

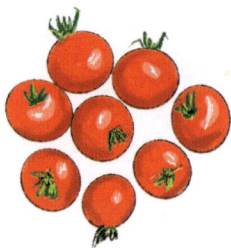

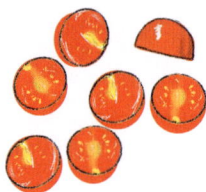

1 把小西红柿一分为二。

2 黄瓜去头、去尾，切成薄薄的圆片之后，用盐揉搓。变软之后，挤干水分。

盐

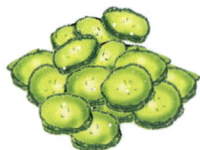

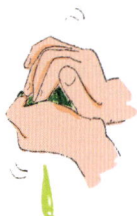

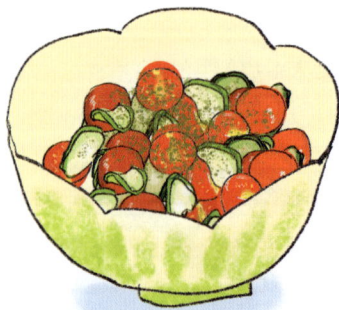

3 将所有食材放入小盆中，先加 1 小勺柚子胡椒，逐渐品尝味道，调成合适的味道后即可。

柚子胡椒

西红柿汤

分量和食材
分量　2~4 人份
西红柿　1 个（大约 150 克）
灰树花　适量
海带高汤　400 毫升
黄瓜　1/2 根（大约 50 克）

1 西红柿切大块，灰树花用手撕成小块，全部放入锅中。

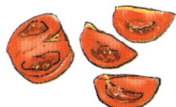

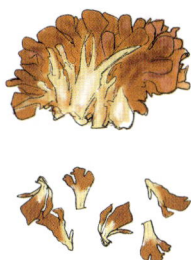

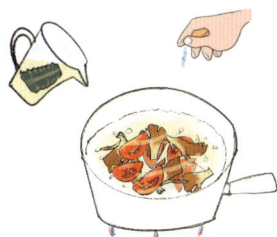

2 将海带高汤倒入锅中，用小火慢炖，炖出鲜味，待西红柿块变软之后，用少许盐调味。

3 将黄瓜去头、去尾，切成薄薄的圆片，之后放入锅中，快速炖熟之后，装盘。

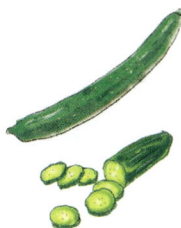

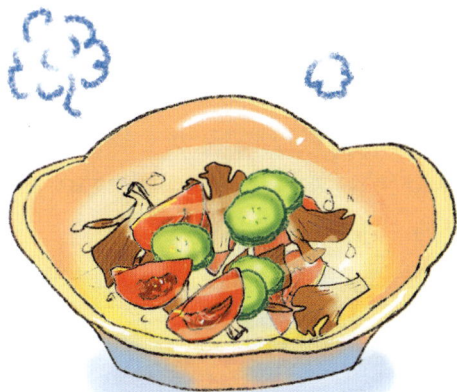

4 先放 1 小勺酱油和醋，品尝一下味道，调整到味道正好时就可以开吃了。

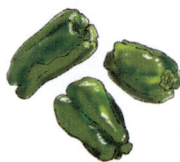

青椒

【特点】

时令期是 6~8 月。刚上市的青椒青草味和涩味较重，但皮柔软，又水灵，种子也柔软。**青椒的种子有苦味和辣味，但也有鲜味，这个时期特有的柔软的种子也可以一起食用。**

整个吃或纵向切开的话，很难出涩味，还可以品尝种子的柔软感。

到了时令后期，皮变厚，种子也变硬，青椒特有的味道和香气变浓。去除种子，横向切断的话，口感会软一些。

青椒不新鲜时会首先在蒂上表现出来，所以最好挑选蒂部嫩绿、水分充足的青椒。

【历史】

距今大约 5000 年以前，美洲热带地区就生长有能食用的辣椒了。15 世纪末，哥伦布将其带入欧洲，16 世纪推广至整个欧洲。

在欧洲，进行了品种改良，诞生了没有辣味的、带甜味的青椒。这个品种后来传入美洲大陆，被广泛食用。

明治时代传入日本，从 1970 年后开始得到了推广。日语"青椒"这个名字来源于法语"青椒"的音译，表示没有辣味的椒类。另外，日语中肉厚、色泽鲜艳的彩椒的语源，是从荷兰语的"青椒"音译过来的。

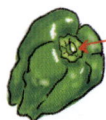 嫩绿、水灵的蒂

维生素 C 和类胡萝卜素的良好来源，熟透变红的话，维生素 C 和类胡萝卜素的含量会更多。跟油和味噌的味道都很配，用油烹饪的话，可以提高人体对类胡萝卜素的吸收率。

准备工作

摘掉蒂，去除瓤。刚上市的青椒新鲜又柔软，用水浸泡 5 分钟左右，或者用开水烫 5 秒钟左右，就可以吃了。此外，这个时期的青椒种子也是可以吃的。

生食

最好在水中浸泡 20 分钟以上。要是还觉得有青草味的话，可以撒上柠檬汁。之后，用盐揉搓，或者在加入 1 小把盐的开水中快速烫一下，绿色会更鲜艳。

加热

用油炒的话，最好是高温爆炒。对于较硬的青椒，最后可以加点水一起炒。烤的时候也是，**最后加点水蒸一下，会更甜。**

种子要是吃的话，建议将整个青椒"烤蒸"或者"炒蒸"食用。为了防止整个青椒因加热而爆裂，最好在青椒上扎几个小孔。

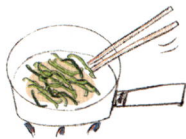

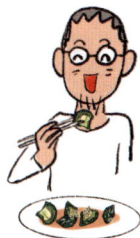

今天连种子一起吃

青椒凉拌小杂鱼

分量和食材
分量　2~4 人份
青椒　2~4 个（大约 60~120 克）
小杂鱼　自己喜好的量

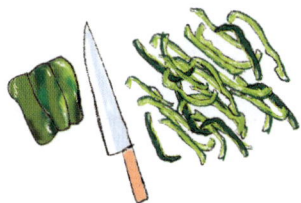

1 将青椒纵向切开，去除蒂和瓤，切丝备用。

2 将青椒丝用盐揉搓之后，稍微放置一会儿，挤干水分。

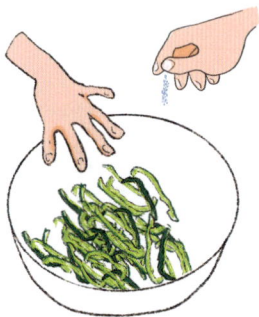

3 在青椒丝上放入小杂鱼和少许酱油凉拌，装盘。

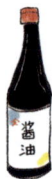

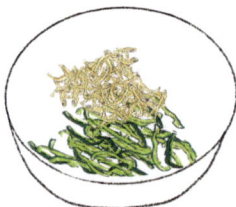

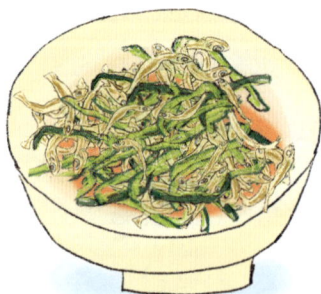

青椒炖茄子

分量和食材
分量　2~4 人份
青椒　2 个（大约 60 克）
茄子　1 根（大约 150 克）

1 青椒纵向切成 5 块，去除蒂和瓤。

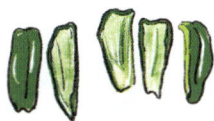

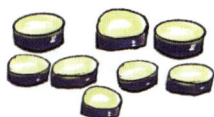

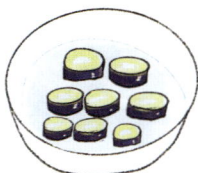

2 茄子切成 1 厘米厚的圆片，用水浸泡。

3 将所有食材放入锅中，加入没过食材的高汤。

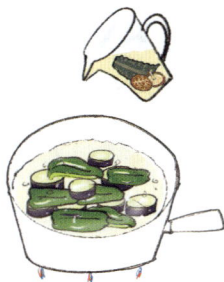

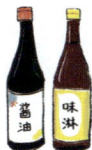

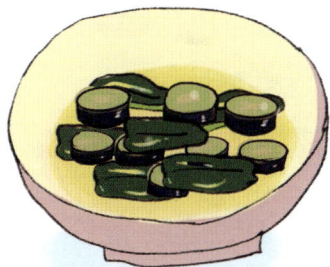

4 一边品尝味道，一边先后加入 1 小勺酱油和 1 小勺味淋，调至味道合适为止，用中火炖至柔软，盛出装盘，料理完成。

味噌青椒茄子

分量　2~4 人份
茄子　1 根（大约 150 克）
青椒　2 个（大约 60 克）

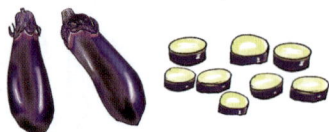

1 将茄子去蒂，切成 5~10 毫米厚的圆片。

2 将青椒纵向切开，去除蒂和瓤，切丝备用。

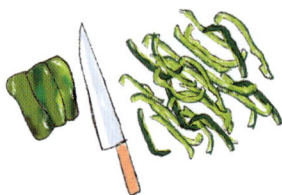

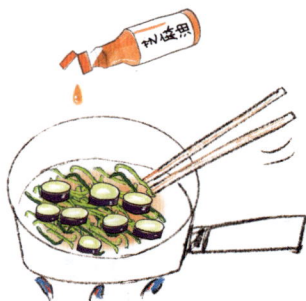

3 在平底炒锅中加入 1 大勺芝麻油进行加热，放入所有食材，中火炒至食材变软。

4 将 1 小勺味噌用 1 小勺味淋稀释，淋入锅中，炒至入味即可。

使用油进行烹饪的话，可以有效地激发出青椒中的类胡萝卜素。

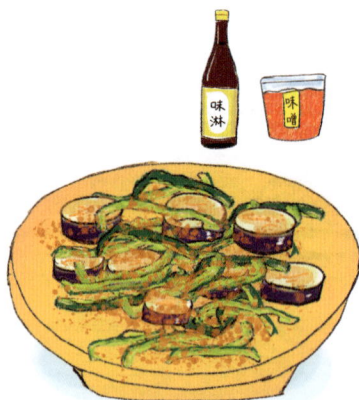

万愿寺辣椒

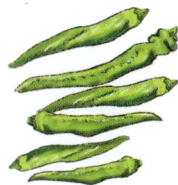

{ 特点·历史 }

万愿寺辣椒是京都特产的尖椒，其肉质厚实且柔软，甜度很高。

据记载，万愿寺辣椒的历史约有 90 年，可追溯到京都府舞鹤市附近的万愿寺地区，也因此得名。

{ 成分·效用 }

与青椒相同，含有维生素 C 和类胡萝卜素。

类胡萝卜素在体内会转变成维生素 A。**维生素 A 是保护皮肤和眼睛健康的不可或缺的成分，还有助于预防感染。**

准备工作

同前文的青椒部分。

万愿寺辣椒炖秋葵

分量和食材
分量 2~4 人份
万愿寺辣椒 6 根
秋葵 4 根

1 将万愿寺辣椒去蒂，
扎几个小孔。

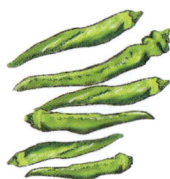

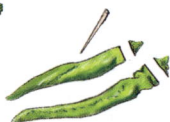

为了使万愿寺辣椒容易熟
并且防止爆裂，最好用牙
签扎几个小孔。

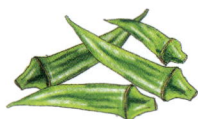

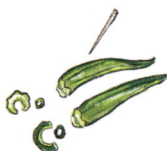

万愿寺辣椒

2 将秋葵去蒂，花萼处如有
坚硬部分，将其剥去，扎
几个小孔。

3 将食材放入锅中，加入没过
食材的高汤，先放 1 小勺酱
油和 1 小勺味淋，品尝味道，
调至合适口味即可，用中火
炖煮。

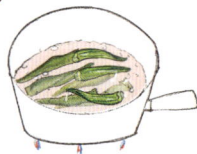

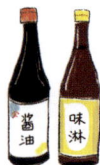

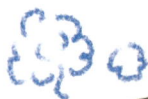

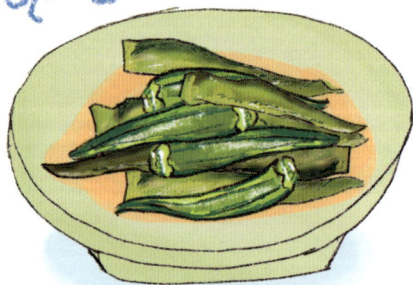

酱油

味淋

4 万愿寺辣椒和秋葵炖软后
即可装盘。

万愿寺辣椒炒小杂鱼

分量和食材
分量　2~4人份
万愿寺辣椒　6根
小杂鱼　自己喜好的量

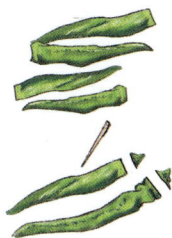

1 将万愿寺辣椒去蒂，扎孔。

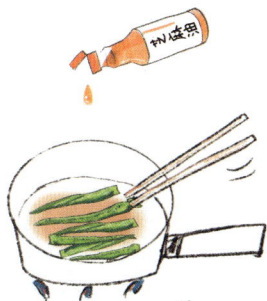

2 在平底炒锅中放入1大勺芝麻油加热，放入万愿寺辣椒，中火快速翻炒至色泽鲜艳。

3 一边品尝味道，一边加1小勺酱油进行调味，再加入小杂鱼，炒熟即可。

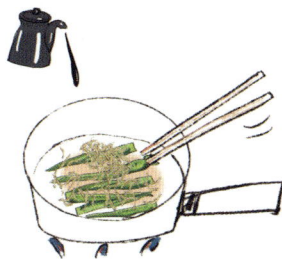

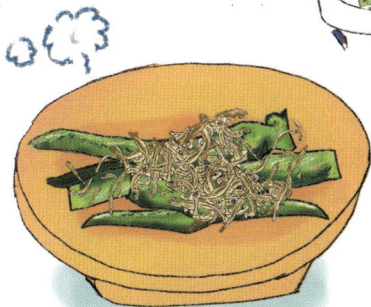

辣椒

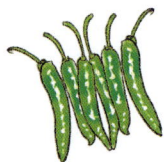

{特点}

嫩辣椒叶和青辣椒的时令期是 6~8 月。嫩辣椒叶做佃煮的话，很美味。**青辣椒在变红熟透之前收获，腌渍在酱油和橄榄油中，可以保存其清爽的辣味。**

红辣椒的时令期是 8~10 月，晒干可以长期保存，具有强烈的刺激性辣味。

{历史}

辣椒原产于墨西哥，在距今 6000 年以前，就开始被种植和食用。

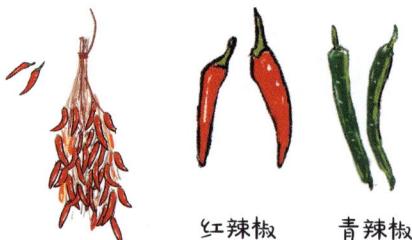

红辣椒　　青辣椒

在介绍青椒历史时也介绍过，距今 5000 年以前，在美洲的热带地区就开始食用辣椒，哥伦布在 15 世纪末将其带回欧洲。16 世纪，推广至整个欧洲。之后，推广至印度、中国和美洲的一些国家，16 世纪后半叶传入了日本。

据说在江户时代，已经培育了很多辣椒品种，并得到了普遍推广。

{成分·效用}

辣味中的辣椒素，通过刺激中枢神经，促进肾上腺激素分泌，可以加快能量代谢和促进脂肪燃烧。其还有扩张血管的作用，能促进血液循环，有助于发汗，还能增加唾液和胃液的分泌，进而有增进食欲和帮助食物消化吸收的效果。此外，辣椒具有抗菌作用，可将其作为保存大米时的除虫剂或者在腌渍咸菜时将其一起腌渍，会防止食物腐烂变质。

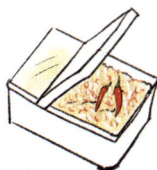
大米除虫剂

对口腔具有刺激性的辣味，会诱发大脑分泌内啡肽，而内啡肽有镇痛效果并能使人产生幸福感，所以有的人会对辣椒的辣味上瘾，也有的人会寻求更辣的刺激性食物。

准备工作

青辣椒·红辣椒

辣椒是和油很配的蔬菜。先用油炒辣椒，可以有效地激发出辣味和香味。**再将其浸泡在生油中，可以很好地萃取出辣味，进而制成辣椒油。**长期保存的话，最好将其晒干。

嫩辣椒叶

在古风村，是这样处理嫩辣椒叶的。

① 将带叶的整枝辣椒枝摘下，在地面敲打，去除虫子。

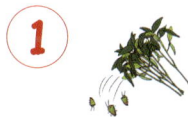

② 只摘取新芽、新叶和干净完整的叶子，用水洗。

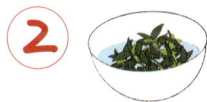

③ 在锅中放入芽和叶子，倒入没过芽和叶子的水，沸腾之后再持续加热5~6分钟，将嫩辣椒叶捞至小笼屉沥水。

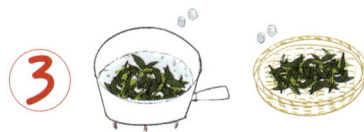

④ 放入凉水浸泡10分钟左右，便可去除涩味。

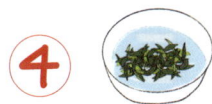

酱油腌渍青辣椒

分量和食材

分量　2~4 人份

青辣椒　1~2 根（用自己喜好的辣椒品种）

酱油　50~100 毫升

1 青辣椒变红之前进行收割，冷冻保存。

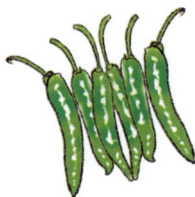

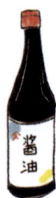

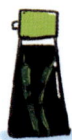

2 将青辣椒腌渍在没过它的酱油中，提炼辣味。从腌渍的当天开始就可以食用，腌渍时间越长辣味越浓。

3 酱油腌渍的青辣椒，可以配豆腐或蔬菜等一起凉拌食用。

腌渍 7~10 天左右，腌渍汁可作为蘸料使用，剩下的青辣椒可用于炒菜。

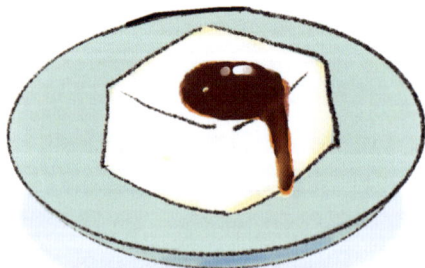

紫苏

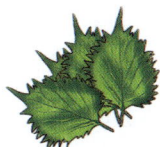

{ **特点** }

时令期是 7~9 月。紫苏加热后，香气就会挥发，色泽也会变差。**需要注意的是，要想充分感受青紫苏的清爽香气，新鲜度很重要。**

在做咸梅干的时候，一起腌渍的红紫苏含有鞣酸。这个成分会使咸梅干的皮变硬，瓤变软。此外，红紫苏中的色素与柠檬酸发生反应后，会使咸梅干变成红色。红紫苏涩味较浓，所以腌渍之前，最好先用盐揉搓去除涩味之后再使用。

青紫苏（大叶）是红紫苏的变种。

{ **历史** }

紫苏的原产地是中国的喜马拉雅山脉周边。在日本，从很早以前就开始食用紫苏了，在绳文时代的古迹中发现过它的种子，在平安时代的文献中也有记载。

在中国有这样一个传说，有一个年轻人由于吃了太多螃蟹而中毒，给他服用了紫色的煎药后便苏醒了过来，据说这就是"紫苏"名字的由来。

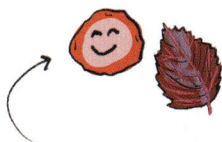

由于红紫苏的作用，梅子的表皮会变硬，瓤会变柔软

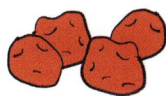

与梅子中的柠檬酸发生反应，使梅子变红

紫苏的香味成分，除了有增进食欲的作用之外，还有杀菌和防腐的功效。因此，在刺身等生食中会放上青紫苏（大叶），或者用红紫苏的色素作为防腐剂来腌渍咸梅干。

从古时候开始，紫苏的叶子、种子、茎，就被作为调理胃肠道、抑制呕吐、镇咳的中药来服用。此外，其嫩芽、花穗、果实也可以和叶子一起食用。

【保存方法】

因为容易干燥，所以最好将紫苏**夹入浸湿的纸巾中，再装入保鲜袋，放在冰箱保存**。若叶片变蔫了，就将紫苏梗顶端稍微切去一点，在水中浸泡一会儿，就会恢复新鲜。

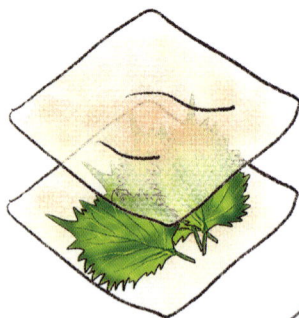

浸湿的纸巾

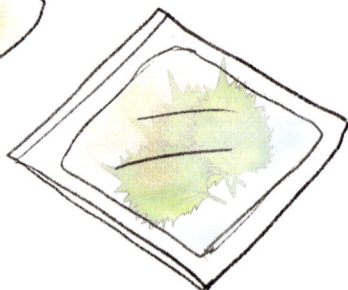

放入保鲜袋，在冰箱保存

紫苏凉拌浅渍黄瓜

分量和食材
分量　2~4 人份
青紫苏　适量
黄瓜　1 根（大约 100 克）

1 把黄瓜搓揉洗净，切成薄薄的圆片，撒上少许盐，放置一会儿备用。

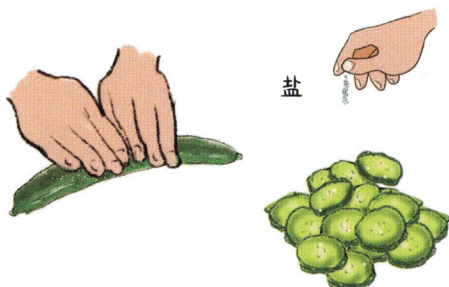

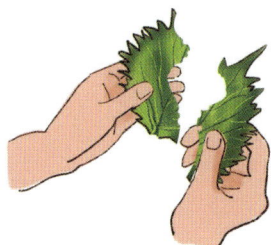

盐

2 用手将青紫苏撕开。

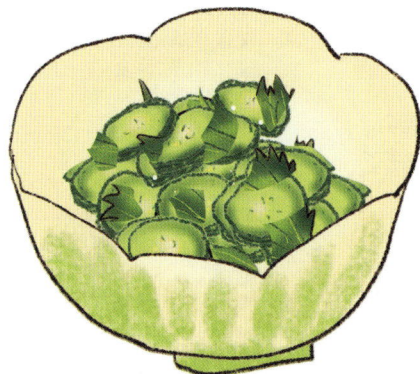

3 在黄瓜片中加入青紫苏凉拌，装盘。

青紫苏用手撕开的话，就不容易出涩味。

161

撒在饭上吃的青紫苏碎

分量和食材
分量　2~4 人份
青紫苏　适量

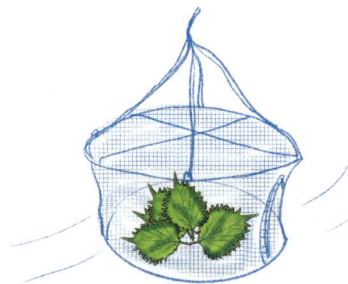

1 青紫苏水洗之后，在太阳底下晾晒，晾至酥脆即可。

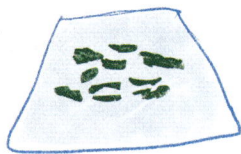

2 将青紫苏用双手揉搓碎。

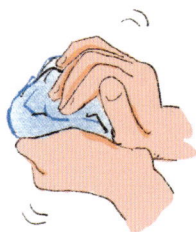

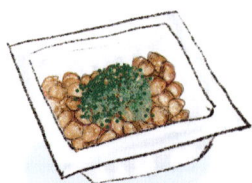

3 放入可以密封的瓶子里，放置阴凉处保存。将其撒在纳豆等食物上吃的话会很美味。

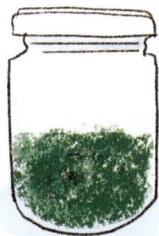

平常吃不完的青紫苏，干燥之后做成青紫苏碎便很容易保存，也很方便做。用平底炒锅也可以做，但在太阳底下晾晒的话，香气和风味会更好。

撒在饭上吃的红紫苏碎

分量和食材

红紫苏　适量

1 挤干腌渍在梅子醋里的红紫苏，铺在小笼屉上晾晒 3~5 天，晾至酥脆即可。

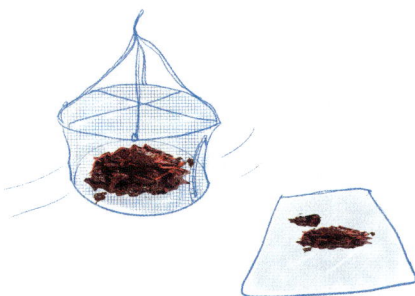

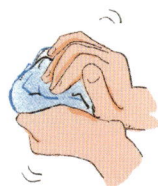

2 将红紫苏用手揉搓碎。

3 装入可以密封的瓶子中，在阴凉处保存。

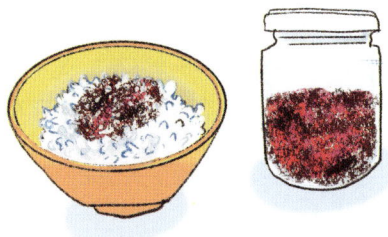

腌渍紫苏果

1 收割时，将紫苏的果实从枝干上捋下来。

2 将果实水洗干净，去除污垢、虫子。

3 铺上旧报纸，将果实在上面摊开，好好晾晒 2 天左右。水分残留多的话，容易制作失败。

4 通常用盐腌渍。想要 1 周左右就能吃的轻口 "浅渍"，最好用 5% 浓度的盐水腌渍；若想要 1~2 个月才能吃的，则用 10% 浓度的盐水腌渍。若想要长期保存的话，需用 30%~40% 浓度的盐水腌渍。

紫苏不仅叶子能吃，果实也能吃。可以挑战在家庭菜园栽种紫苏。

咸菜美味的季节①

米糠腌菜、浅渍菜、老咸菜

现代人大多用冷藏或冷冻方式保存食物，或者购买可以长期保存的罐头食品或真空包装食品。除此之外，很多食品还添加了保鲜剂和防腐剂。

在此之前，人们用"晒干""腌渍（用盐或用糖等）""发酵"的方法来保存食品。其中，咸菜就是从"腌渍"和"发酵"中诞生的食物，在《古事记》和《日本书纪》中都有记载，这是日本人从古时候便开始食用的一种食物。

另一方面，从"晒干"方法中诞生了干海带、干香菇、干鲣鱼花和小鱼干等可以做"高汤"的原料。

在古风村，为了不浪费收获的蔬菜，会将其腌渍成咸菜保存。

从春天到夏天，蔬菜的收获量不断增加。

尤其是夏季，蔬菜生长得很快，有时只晚1天收割，某些蔬菜就会变硬或者长得过大，所以为了不错过口感最佳的时令期，有时就会一下子摘很多同样的蔬菜摆在厨房。

因此，会将几天内能吃完的蔬菜做成浅渍咸菜或者米糠腌菜，吃不完的就做成老咸菜。

浅渍咸菜的做法简单，短时间内就可以完成，并发挥出食材本身的味道，来呈现"浅渍"的纯正口感。

米糠腌菜，是在发酵的糠床上腌渍蔬菜，所以其味道丰富而细腻。

发酵得很好的糠床，有其独有的香气和味道，再加上腌渍蔬菜本身的味道，便有着一种独特的风味。此外，每克发酵的米糠中，就有超过两亿的乳酸菌和酵母菌，这些对身体大有益处。

古风村的老咸菜，基本上是用一次性大量收割的黄瓜做成的。

在插秧和收割水稻时，吃着秋山老师做的咸梅干饭团，佐以用芝麻油凉拌的黄瓜老咸菜，那美味的口感真是令人难以忘怀。

第 5 章

秋季美食

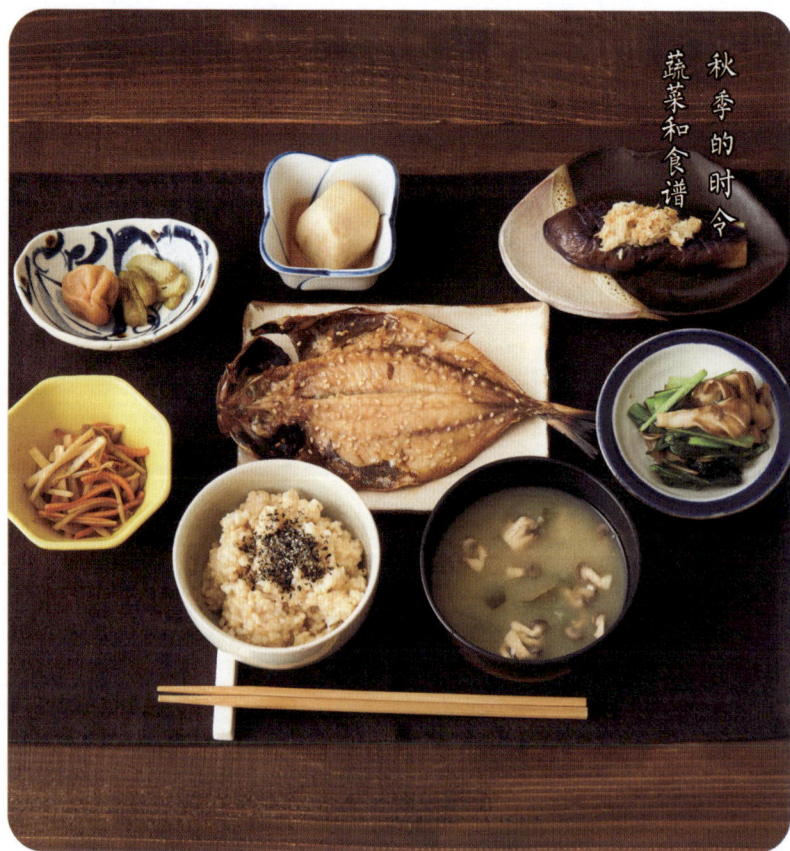

大蒜

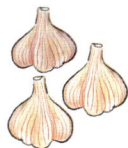

【特点】

时令期是 5~6 月。这个时期收获后，晾干的大蒜可以在商店销售一整年。切开大蒜，会散发其特有的香气和辣味。**切碎或者捣碎大蒜，会使其香气和辣味更浓郁，但量太多的话，就会出现苦味和麻味。**

由于产生大蒜香气和辣味的成分是水溶性的，所以将其浸泡在酱油中，这些成分会溶解在里面，从而制成美味的大蒜酱油。

用油加热的话，产生香气和辣味的成分就会变成其他的成分，进而会产生甜味和醇香味。用小火慢慢加热的话，甜味和醇香味会更浓。

若整颗大蒜不切直接进行加热的话，会锁住大蒜独特的风味，同时也会增加甜味和醇香味。

【历史】

大蒜和洋葱同样，从 6000 多年以前就开始被食用了。

在日本，大蒜从古时候开始就用于辟邪和预防瘟疫等祭祀活动，也有缓解疲劳、改善血液循环等药用价值，还有抗菌和杀菌作用，是一种非常有益的重要食物。

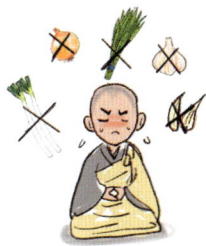

在佛教和斋饭中，作为会引起愤怒和情欲的"五荤"（大葱、薤头、大蒜、洋葱、韭菜）之一，而被禁止食用。

让人意想不到的是，在日本，大蒜自 20 世纪 40 年代后才开始被广泛用于料理的。

大蒜特有的味道成分蒜素，会提高维生素 B_1 的吸收率。维生素 B_1 是重要的营养成分，它可以帮助将葡萄糖转换成能量，缺乏的话易导致疲劳感和倦怠感的产生。

蒜素的挥发性很强，又是脂溶性的，所以把蒜切开或者捣碎、研磨之后再浸泡在油中做成大蒜油，可以更加有效地摄取蒜素。（大蒜油尽量在 1 个月内用完）。

除此之外，生的大蒜具有杀菌、抗氧化等作用，还含有可以促进新陈代谢和缓解疲劳的半胱氨酸。

准备工作

虽然大蒜的绿芽是可以食用的，但会产生涩味和麻味，所以最好还是将其去除。

大蒜不剥开的话，没有气味，切开、捣碎或者研磨的话，便会产生气味。

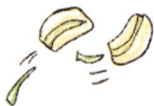

去除绿芽

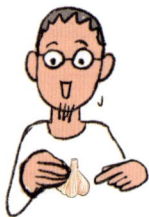

大蒜不剥开的话，是没有气味的

蒜香酱油

分量和食材

分量　2~4 人份
大蒜　1 瓣
生姜　1 片
韭菜　自己喜好的量
酱油　1 杯

1 将大蒜和生姜研磨成泥状。

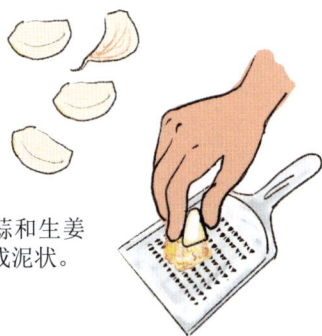

2 韭菜切碎。

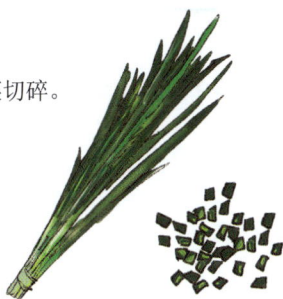

3 将准备好的食材腌渍在酱油中。之后，可倒在凉拌豆腐、水煮蔬菜等上面食用。

腌渍的时间越长，味道越饱满和浓郁，但尽量在 7~10 天内吃完。

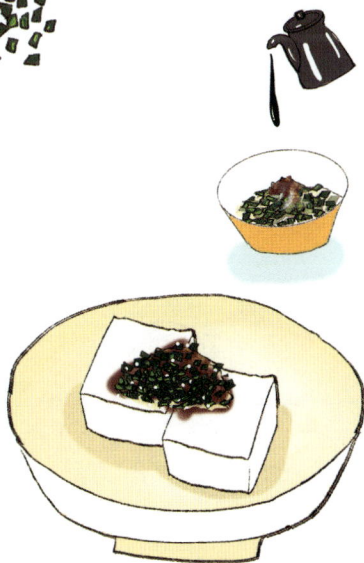

炖大蒜

分量和食材
分量　2~4 人份
大蒜　自己喜好的量

1 大蒜剥去薄皮，切掉根部，放入锅中。

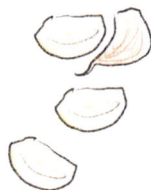

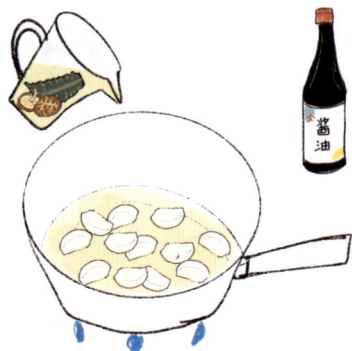

2 在锅中放入没过蒜瓣的高汤，一边品尝味道，一边先放 1 小勺酱油和 1 小勺味淋，调至味道合适，小火慢炖。

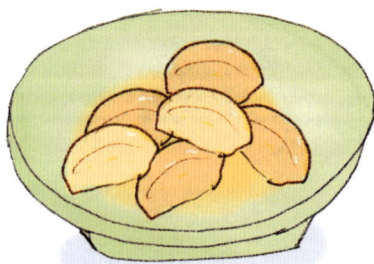

3 炖至蒜瓣变软，料理完成。

蒜香油菜蟹味菇

分量和食材
分量　2~4 人份
大蒜　1 瓣
蟹味菇　50 克
油菜　200 克

1 剪去蟹味菇的根，拆撕
成小朵。油菜切段备用。
大蒜研磨成蒜末备用。

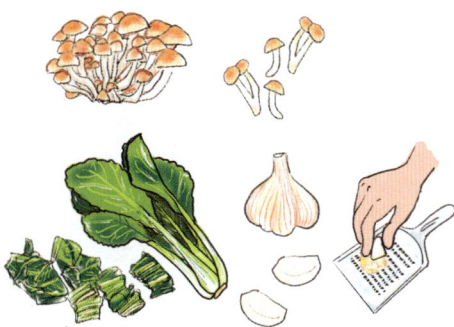

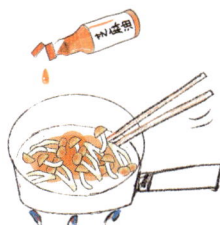

2 平底炒锅放入 1 大勺芝麻油
加热，中火炒蟹味菇。

3 蟹味菇炒出香气之后，加入
油菜段，炒至呈鲜艳的绿色，
加入大蒜末。

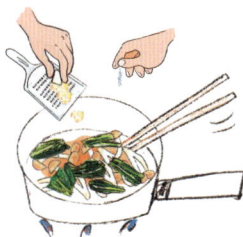

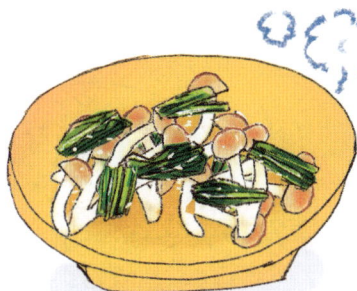

4 用少许盐调味后，
简单搅拌，装盘。

蒜香火锅

分量和食材
分量　2~4 人份
海带　　　2~4 块（ 10 厘米左右的长度）
干鲣鱼花　1 小把
大蒜　2~4 瓣
萝卜、胡萝卜、白菜、大葱、细魔芋粉丝等冰箱里有的食材　自己喜好的量
乌冬面　需要的话，放入自己喜好的量

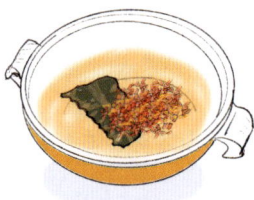

1 锅中加入七成的水，放入海带块静置半天时间，再开中火炖，水开后加入干鲣鱼花，关火，捞出海带和干鲣鱼花。

除了大蒜以外的蔬菜，可按照个人喜好使用冰箱里有的菜。在古风村，蔬菜多的话，就不放乌冬面。

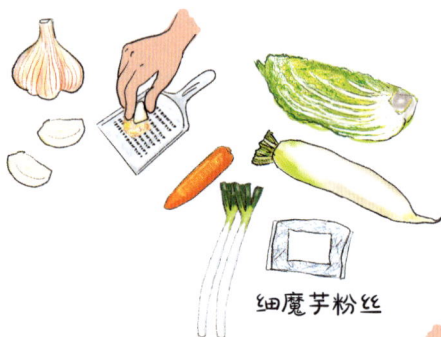

细魔芋粉丝

2 将萝卜、胡萝卜、白菜、大葱、细魔芋粉丝切成方便吃的大小。大蒜研磨成蒜泥备用。

3 一边品尝味道，一边在锅中放入少许盐和研磨好的蒜泥，开中火。加入萝卜块和胡萝卜块，变软之后，再加入少许酱油，尝尝咸淡。接着，将白菜、大葱、细魔芋粉丝放入锅中炖，最后放入乌冬面，熟了之后料理完成。

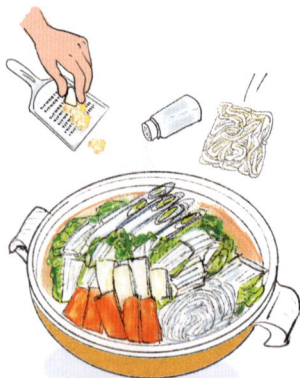

酱油

生姜

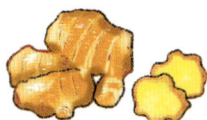

〔特点〕

带叶生姜和新姜的时令期是 7~10 月，生姜根的时令期是 11~12 月。将收割后保存起来的新姜称为生姜根。**据说新生姜生食的话，有解热散寒的效果，而生姜根和晾干或者加热后的生姜，则有暖身的作用。**

接近皮的部分香气浓，辣味成分也浓。带叶生姜的辣味不浓，可以直接食用，蘸着醋味噌吃的话会更美味。

〔历史〕

据说是 3 世纪以前传入日本的古老蔬菜，当时作为药用或者调料食用。据说生姜传入日本的同时，野姜也传入了日本。将香气浓郁的生姜称为"兄香"，而将香气较弱的生姜称为"妹香"。

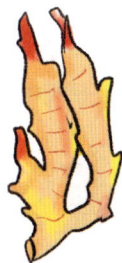

新姜

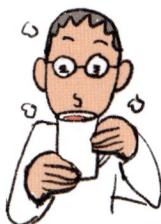

生姜汤喝着好暖和

生姜有增进食欲、促进消化、发汗、解热、抗菌等作用。**生姜经过干燥处理，或者加热至 80~100℃以上，有刺激胃肠蠕动的功能，此外，还具有加快新陈代谢、促进血液循环的作用。**

正是由于生姜有如此多的功能，其除了用于料理以外，还作为中药被广泛使用。在中医中，新鲜的姜被称为"生姜"，有解热、杀菌、治疗感冒和止呕的功效。而干燥的姜，则被称为"干姜"，对抑制腹泻以及腹痛有效。

准备工作

把生姜顺丝儿切的话，切面漂亮，难出涩味，比较有嚼劲。将生姜戗丝儿切的话，就会出涩味，并且切面会比较粗糙。将生姜浸泡在水中可降低辣味，去除涩味。想做得更精细的话，可撒盐使其涩味析出后，再用热水焯一下，然后用小笼屉沥干。

干燥和加热

将切成薄片的生姜铺在小笼屉中晾干，这样水分挥发后，姜酚等成分就会凝缩；加热的话，姜酚就会转化成姜醇，姜的口感会温和很多。

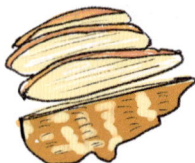

顺丝儿切

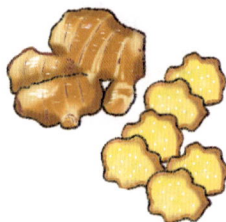

戗丝儿切

生姜片

分量和食材
生姜　自己喜好的量

1 将生姜切成
薄片备用。

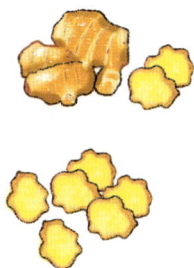

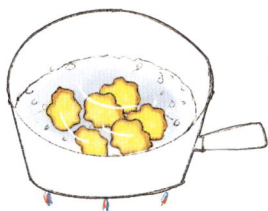

2 在锅里准备好热水，
将生姜快速用开水烫
一下。

3 用小笼屉沥干生姜，
装盘，放上适量的
味噌。

生姜辣味浓的话，
用开水焯一下，辣
味就会缓解。

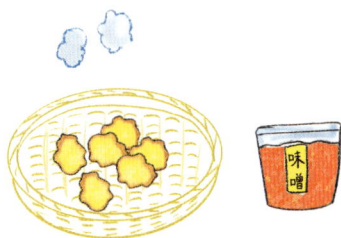

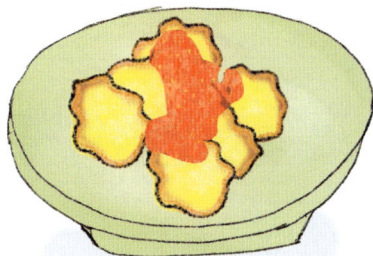

175

生姜酱油拌豆腐

分量和食材
生姜　自己喜好的量
豆腐　自己喜好的量

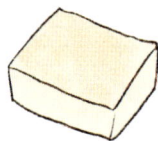

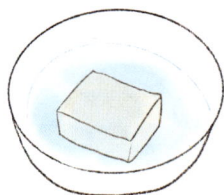

1 豆腐水洗之后捞至小笼屉中，稍微控一下水，装盘。

2 生姜洗净后，连皮研磨成末，放到豆腐上。

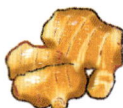

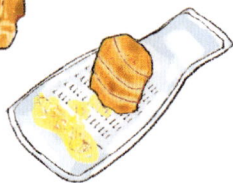

3 淋上少许酱油，拌匀即可食用。

生姜的表皮中以及靠近表皮的姜肉中都含有姜辣素，所以最好水洗干净之后，连皮一起食用。

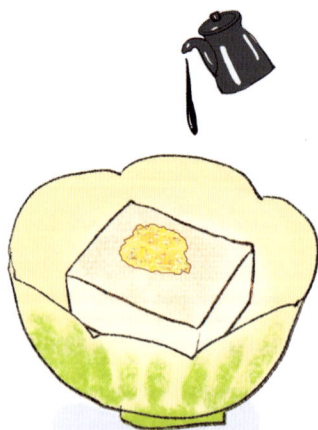

冬瓜

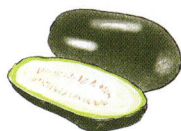

【特点】

时令期是 7~9 月。刚上市的时候，水分多，果实柔软。到了时令的后半期，水分减少，皮变厚，果实变紧实，种子变大。

虽然是叫"冬瓜"，但却是夏季到秋季的时令蔬菜。因为是**"可以保存到冬季食用的瓜"，所以起了"冬瓜"这个名字**。但是，储藏的话并不会增加甜度，而是会增加苦味。冬瓜味道清淡，和任何食材都容易搭配，炖着吃的话，可以享受到软软糯糯的口感。

【历史】

原产地是东南亚，经由中国传入日本的。在正仓院文书中，有关于冬瓜的记载，据说是从奈良时代就开始栽培的一种古老蔬菜，但从 20 世纪 40 年代以后食用量大幅度减少。

【成分·效用】

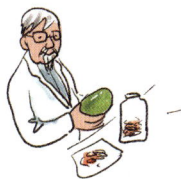

冬瓜大约有 95% 的成分是水分，具有祛除体内热气的效果和利尿作用。

据说在中医中，经常用于肾脏病人的饮食，有利尿、解热、解毒的效用。

冬瓜在中国被视作祛除暑气的药物，而在印度则是促进排泄的药物。

准备工作

削皮，去除瓜瓤。用热水焯 30 秒左右的话，可以去除杂味，且后续料理更容易入味。

炖冬瓜汤

分量和食材

分量　2~4 人份
冬瓜　1/8 个（大约 300 克）
高汤　400 毫升
芡汁　1 大勺淀粉和 2 大勺水

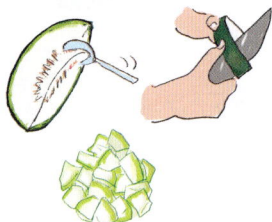

1 冬瓜削皮，去除瓜瓤，切成小块，放入锅中。

2 倒入没过冬瓜块的用海带和干香菇做的高汤，一边品尝味道，一边加少许盐。

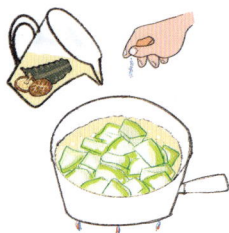

3 盖上锅盖，小火慢炖，直至冬瓜变软，关火。

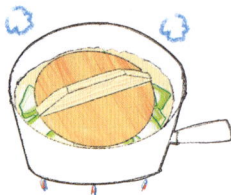

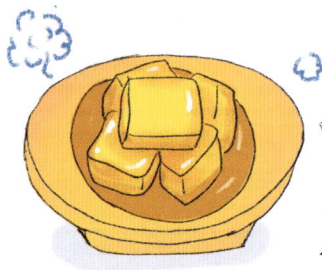

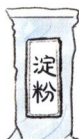

4 将芡汁一点一点地倒入锅中搅拌。再次开小火，炖至黏稠之后，装盘。

淀粉

用水溶解
的芡汁

南瓜

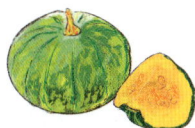

〖特点〗

时令期是 9~12 月。时令初期，南瓜的水分较多，味道清淡。到了后期，水分减少，甜度增加。收获后保存，熟透的话，甜度更浓。

很久以前，人们就干炒南瓜的种子充当坚果食用，或者用于榨油。此外，还作为驱除蛔虫的药物使用。

〖历史〗

原产地是中南美洲，墨西哥和美国的原住民都曾食用过。据说 15 世纪末，哥伦布将其传入欧洲，之后推广至全世界。

日本的南瓜，大致可以分为以下 3 种。

① **日本南瓜**　如黑川南瓜和个头小且形状美的菊座南瓜等，该品种是在室町时代的 16 世纪，从葡萄牙传入日本的。

② **西方南瓜**　这便是现在我们经常食用的南瓜，它是在江户时代的 18 世纪左右从美国传入的品种。

③ **白南瓜**　像金丝瓜、挂面南瓜、西葫芦等都属于这个品种。该品种是明治初期引进的品种，没有怪味，容易栽培，也易于保存，所以在短时间内得到了普及。

〖成分·效用〗

富含类胡萝卜素这类物质不仅有抗氧化作用，而且耐热性较好。南瓜还含有维生素 E、维生素 C、钾、镁等物质。

与红薯相同，南瓜具有将淀粉分解为糖的酶，**所以收获后保存一段时间，甜度会增加。**此外，低温慢慢加热，可以提炼出更多甜味。

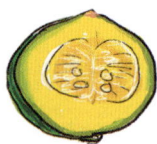

刚收获的南瓜　　熟透的南瓜

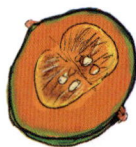

准备工作

去除蒂、种子、瓜瓤。种子和瓜瓤的周围有很强的甜味。皮会有杂味，但做熟了的话，会变甜。

南瓜非常吸水，所以在水中浸泡时间太长的话，会变得水多而味淡，口味便会差很多。

加热

南瓜容易炖飞，所以最好皮朝下煮，不要搅拌。皮太厚的话，可切十字形的切口，削皮或削角。

蒸着吃比煮着吃更能保留南瓜的鲜味。此外，低温慢火炖的话，能提炼出更多甜味。

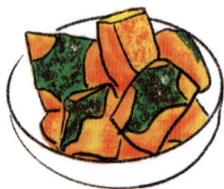

削角的南瓜

蒸南瓜

分量和食材
南瓜　自己喜好的量

1 去除南瓜的瓜瓤，切成小块。

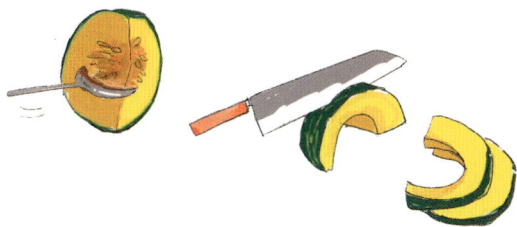

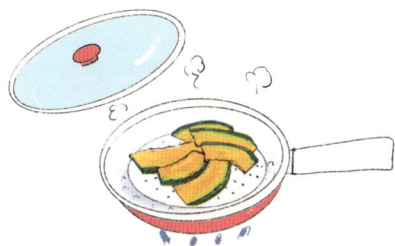

2 用蒸锅加热至柔软即可。

3 稍微撒点盐的话，南瓜会更甜而美味。

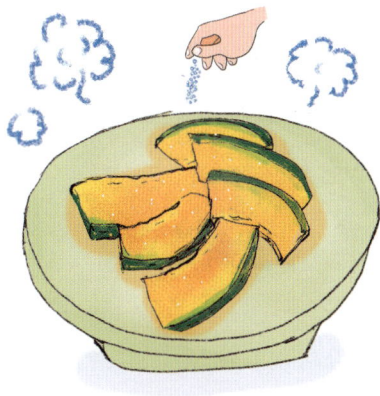

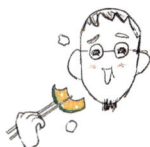

即使不放糖也会很甜，口感软软面面的

炖南瓜

分量和食材
分量　2~4 人份
南瓜　1/4 个（大约 400 克）
高汤　300 毫升

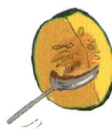

1 去除南瓜的瓜瓤，切成小块。

2 削角，为了不炖飞，将皮朝下放入锅中。

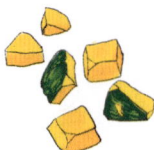

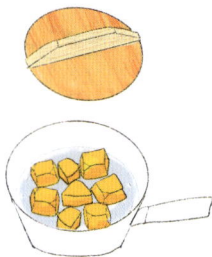

3 在锅中倒入没过 80% 左右南瓜的高汤，盖上锅盖，小火炖。

4 南瓜变软之后，一边品尝味道，一边放 1 小勺酱油，调至味道合适之后，料理完成。

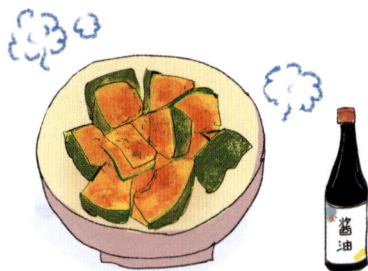

南瓜汤

分量和食材
分量　2~4 人份
南瓜　1/10 个（大约 150 克）
高汤　400 毫升

将切成小块的南瓜用高汤炖至变软，用盐和胡椒粉调味之后，装入汤碗，料理完成。

牛蒡

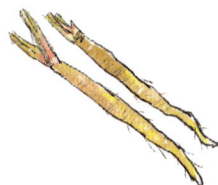

【特点】

时令期是 11~12 月。刚上市的时候，水分多，纤维柔软，所以快速焯水后，可以用于做沙拉。到了时令后半期，水分减少，果实变粗，更紧实，香气和风味也更浓郁。**根部（粗的部分）皮厚，香气浓郁。顶端（细的部分），水分多而柔软。**

牛蒡富含膳食纤维，尤其是水溶性膳食纤维，可以促进肠道蠕动。

【历史】

在古代，牛蒡作为草药从中国传入日本，其种子和叶具有镇痛和解毒消炎的功效，根部有利尿和解热的作用。

牛蒡在平安时代就有被食用的记载，是一种有 1000 多年历史的蔬菜。

在江户时代，牛蒡已成为一种重要的蔬菜，现在也有很多人食用，但几乎只吃牛蒡根了。

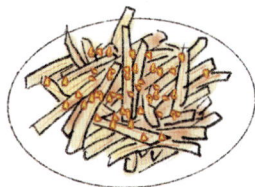

鲜牛蒡沙拉

富含可以加快肠道蠕动、有通便功能的膳食纤维。**肠内细菌使膳食纤维发酵，从而生成有调整肠道功能的物质。**肠内菌群又通过膳食纤维进行了调整，可以提高免疫力。此外，这些代谢产物可以影响神经递质血清素的合成，间接对感情和心理产生良好影响。

准备工作

仔细洗掉泥巴。**由于牛蒡的皮和皮下部分含有很多鲜味、香味和药效成分，所以建议连皮食用。**牛蒡的顶端是很嫩的部分，快速用开水烫一下，做沙拉的话会很美味。

去除涩味·固色

切开之后，应马上处理以防止氧化变色，可以用水浸泡，或者快速用热水焯一下，这样还能去除涩味。若想做完之后色泽呈现乳白色，最好将其浸泡在醋水中。对于大一些的牛蒡，需用开水焯一下备用。

加热·保存

用油炒完之后加水慢慢炖煮的话，牛蒡独特的风味和甜味会变浓。此外，如果不能全部吃完，建议用味噌腌渍，可以使其保持美味的状态。

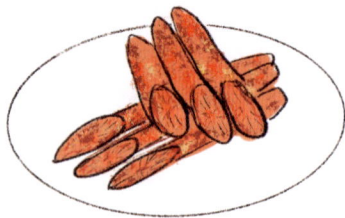

味噌腌渍牛蒡

牛蒡炖香菇

分量和食材
分量　2~4 人份
牛蒡　1/2 根
香菇　2~3 个

1 牛蒡切滚刀块，在水中
浸泡 30~60 秒，捞至小
笼屉中沥水备用。

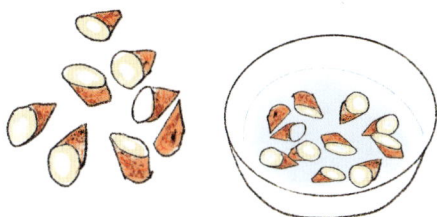

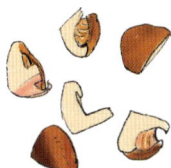

2 将香菇去根，
切成大块备用。

3 食材全部放入锅中，加入
没过食材的高汤。加入 1
小勺酱油和 1 小勺味淋，
品尝咸淡。炖熟之后，料
理完成。

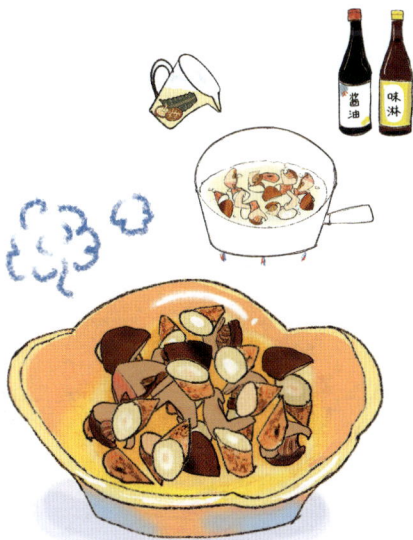

生病或身体不适的人，建
议使用海带和干香菇做的
植物性高汤。此外，不要
用味淋，最好只用酱油来
调味。

金平牛蒡

分量和食材
分量　2~4 人份
牛蒡　1/2 根

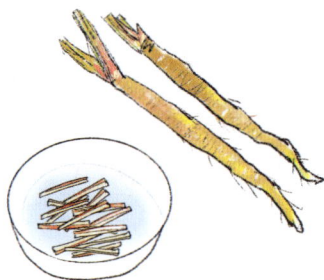

1 牛蒡切丝，在水中浸泡 30~60 秒，捞至小笼屉中沥水备用。

2 在平底炒锅加入 1 大勺芝麻油，炒至牛蒡丝变软即可。

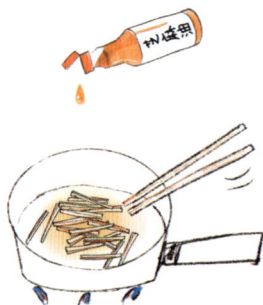

3 加入 1 小勺酱油和 1 小勺味淋凉拌，同时品尝咸淡，味道合适后装盘。

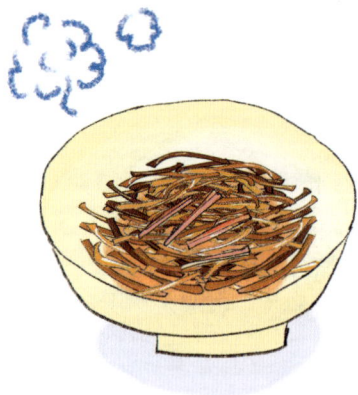

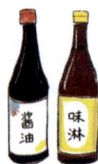

生病或身体不适的人，不加味淋，只用酱油调味。调味之后，加入没过食材的水加热，炖大约 25 分钟再食用。

芋头

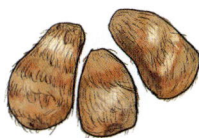

【特点】

时令期是 11 月到来年 1 月。刚上市的芋头坚硬、紧实，时令期后半程熟透后的风味更加浓郁。**由于芋头中的黏液会刺激皮肤，所以需要加热后食用。**

芋头的皮比较粗糙，含有较多的纤维和须根，所以最好去厚一点皮。

芋头的茎也可以食用，需煮沸 2~3 分钟，切成小块晾干，比较容易保存。

此外，其原产地是热带地区，所以是一种不耐严寒和干燥的蔬菜。

【历史】

芋头比水稻传入日本还要早，是最古老的蔬菜之一，其原产地是印度及中印半岛区域。据说在水稻被广泛种植之前的绳文时代，芋头是主食之一，在马铃薯和红薯被推广的江户时代以前，芋头也是人们食用的主要薯类食物。

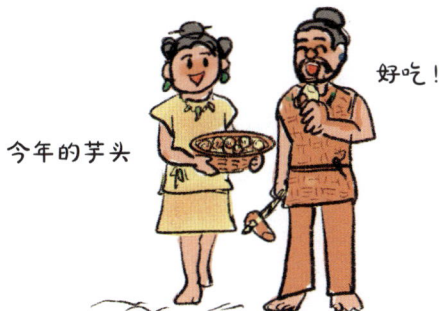

今年的芋头

好吃！

芋头含有的膳食纤维比马铃薯、山药多，有辅助调理肠道功能。芋头的黏液成分还可以保护胃肠黏膜，间接提高蛋白质的消化吸收率。

准备工作

由于刚收获的芋头有土腥味，所以要将泥巴洗净。皮剥除厚一点，内侧的筋也最好去除。**带皮蒸或者用热水煮3分钟左右，就很容易剥皮。**

去除黏液

保留芋头黏液的话，炖的汤有时就会浑浊，也很难入味。

在这里介绍4种去除黏液的方法。

① 去皮，撒上盐放置1小时左右，用水冲洗。

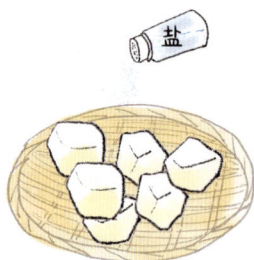

盐

①撒盐。

② 去皮，用开水快速水煮之后，泡在冷水中或者用流水清洗。

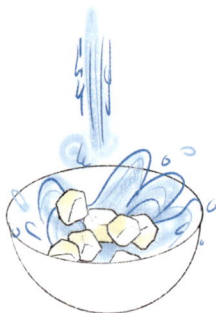

②快速水煮之后，
放至冷水中浸泡。

③ 带皮蒸至变软之后剥皮，之后浸泡在水中。

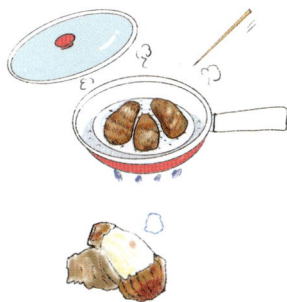

③蒸

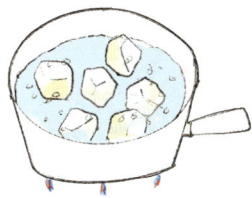

④ 去皮，放入足量的水中煮，沸腾之后倒掉热水，用凉水洗。之后，再重复水洗一次。

④水煮之后，
再用冷水洗。

此外，整个芋头洗净擦干后再剥皮的话，也会减少黏液。

加热

带皮蒸会锁住鲜味，口感就会很软糯。

想用少量的汤汁进行炖煮的话，最好先将芋头稍微撒点盐揉搓后再用水冲洗，这样可以去除表面的黏液。**芋头加入盐的话，会很难变软**，所以提前用水煮软或者蒸软之后，再用调好味的汤进行炖煮，这样就会风味、口感俱佳。

芋头味噌汤

分量和食材
分量　2~4 人份
芋头　1 个（大约 50 克）
高汤　300 毫升

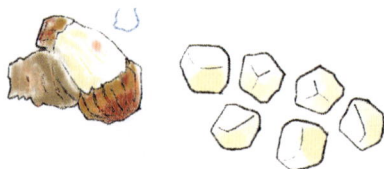

1 将芋头连皮蒸至软糯之后剥皮，快速在水中浸泡，切成方便吃的大小备用。

2 锅里倒入高汤加热，放入芋头块和自己喜好的食材，用中火炖至新加入的食材变软即可。

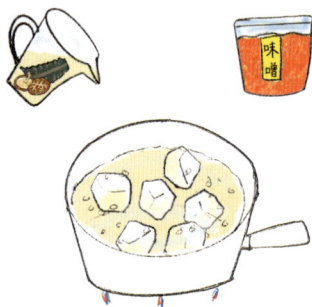

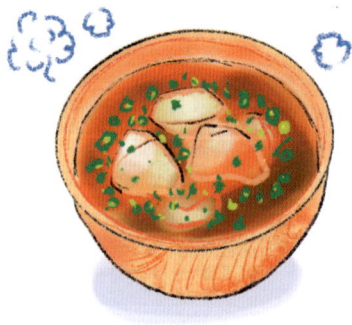

3 加入 1 大勺味噌，使其溶解的同时品尝咸淡，做好之后盛至大碗中即可。

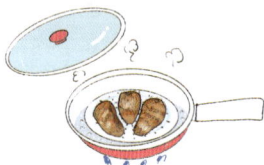

将芋头蒸至用竹扦能轻松穿透的程度，皮就很容易剥掉。剥完皮之后，将其浸泡在水中，去除黏液。只要能做好这些准备工作，就可以轻松应对各种芋头料理。

炖芋头

分量和食材

分量　2~4 人份
芋头　3 个（大约 150 克）

1 芋头连皮蒸至用竹扦能穿透之后剥皮，快速在水中浸泡，去除黏液，切成方便吃的大小备用。

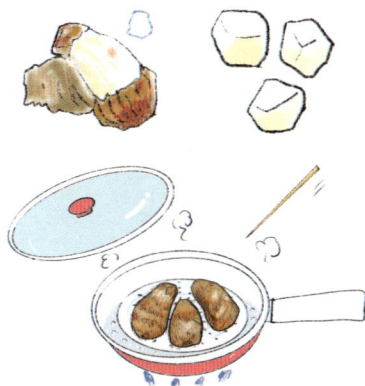

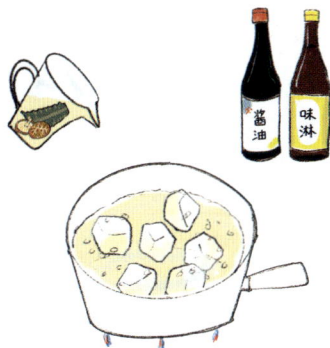

2 在锅中放入芋头块，倒入没过食材的高汤，加 1 小勺酱油和 1 小勺味淋品尝味道，同时小火炖几分钟。

3 关火，稍微放置一会，入味之后装盘。

也可以用水煮代替第 1 步中的蒸。

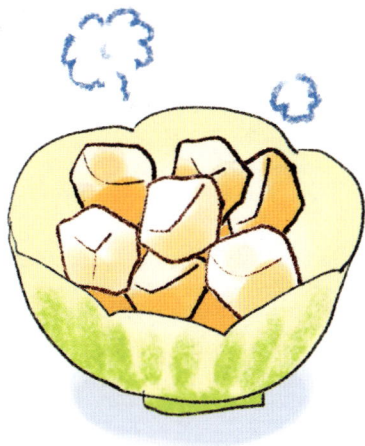

191

干燥芋头

分量和食材
分量　2~4 人份
芋头　5~6 个（大约 300 克）
高汤　200 毫升

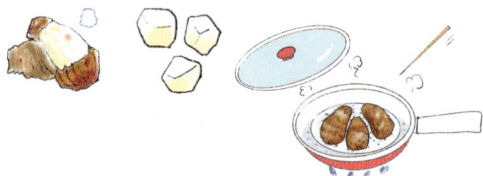

1 芋头蒸至用竹扦一下子能穿透之后剥皮，快速在水中浸泡以去除黏液，每个分切成两三块备用。

2 在平底炒锅中加入 1 小勺芝麻油加热，将芋头块进行翻炒。

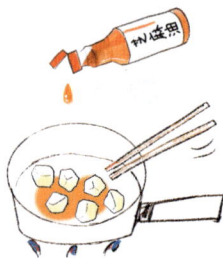

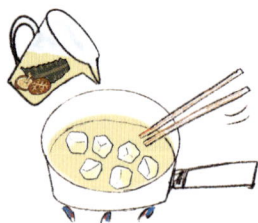

3 在锅中加入高汤以及 1 小勺酱油和 1 小勺味淋，并品尝味道。晃动锅，让芋头裹上调料，小火炖煮。

4 当汤汁燥干之后关火，完全入味后装盘。

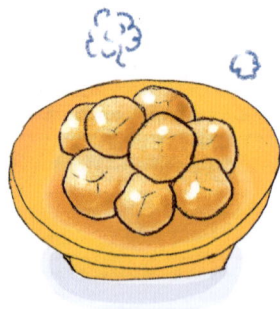

山药

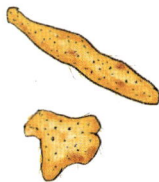

【特点】

时令期是 10 月到来年 3 月。山药的块茎有黏液，接触空气的话，会变成褐色。

生食的话，有其独特的清脆口感；捣碎吃的话，会变得软软糯糯；烤着吃的话，外酥里软。不同的烹调方法可以让人享受到不同的口感。由于味道清淡，也可用于制作增稠料。

山药的叶腋间长出的芽，积蓄养分之后会变成球状，将其称为"珠芽"，俗称山药豆，可以水煮之后撒点盐食用，或者与米饭一起煮，都很美味。

【历史】

有山药、家山药、野山药等各种名字，从起源来看，大致可以分为以下3种。

① 在日本，自古就有的野生品种，通常叫山药或野山药。

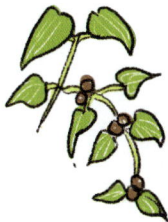

山药豆

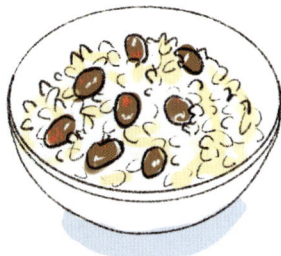

山药豆米饭

② 将野生品种进行人工培育的山药。

③ 原产于中国的家山药，在古代传入日本，之后进行栽培，也称之为山药。

现在，多数情况下将不同形状和产地的山药，总称为山药或山薯。将长长的山药也称为家山药、银杏芋、佛掌薯蓣、日本山药。

{成分·效用}

由于其富含可分解淀粉的淀粉酶，所以是少数可生食的薯类之一。

山药中丰富的黏性成分，可以辅助蛋白质被消化吸收，还具有滋养效果。

准备工作

为防止山药切开后变色，最好将其浸泡在醋水中。另外，用手蘸着醋水处理山药的话，可以抑制手痒。若想带皮食用的话，可烤掉须根之后直接食用了。

捣碎

用研磨钵捣碎山药，会呈现出光滑的奶油状质地。研磨的粗细不同，口感也会发生变化。

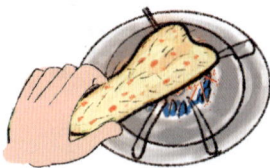

用小炉子烤须根

山药糊

分量和食材
山药　自己喜好的量
高汤　自己喜好的量

1 只将需要使用部分的山药用削皮器削皮之后，在醋水（在能没过山药的水中滴 1~2 滴醋进行搅拌）中浸泡 5~10 分钟，进行固色。

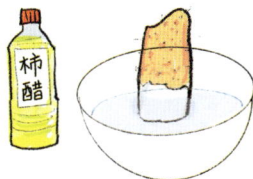

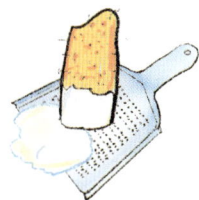

2 按图所示，将山药沥干水分后进行研磨。

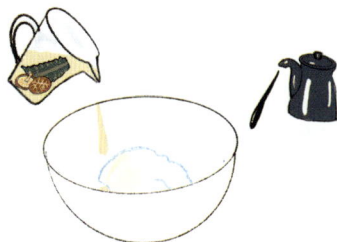

3 将研磨好的山药糊倒入加热好的高汤中进行搅拌，至自己喜欢的黏稠度之后，装入大碗中。按照个人口味，可以适当加少许酱油拌饭食用。

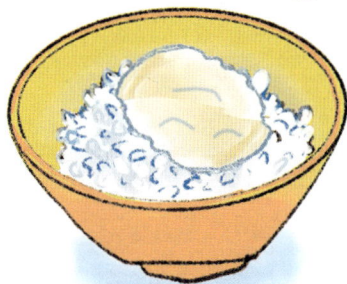

魔芋

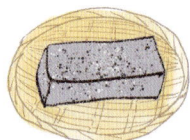

{特点}

魔芋是由魔芋芋头加工制作成的。魔芋芋头含有很多刺激性物质，如草酸钙、皂角苷等，所以徒手接触其外皮内侧的话，会产生强烈的刺痒感。用碱水搅拌的话，草酸钙会被中和，进而能够食用。

{历史}

魔芋芋头的原产地是印度至斯里兰卡周边地区。几乎与佛教同时由中国传入日本。当初是作为药用，到了镰仓时代才开始在禅寺中被食用。从古代开始，就使用碱水加工魔芋，自江户时代以后开始加入现在的凝固剂来制作魔芋食品。

{成分·效用}

魔芋被称为"能去除腹中垃圾的神器""胃肠笤帚"，用于调理胃肠，具有通便作用。

魔芋中大约96%的成分是水，除此之外几乎都是叫作葡甘露聚糖的膳食纤维。葡甘露聚糖在肠道内吸收水分后变大，可以刺激胃肠蠕动，排出堆积在肠道内的代谢物。此外，肠内细菌使膳食纤维发酵，生成各种有利物质，进而调整肠道功能。

准备工作

去涩味

为了去除涩味和凝固剂的臭味，用热水煮完后捞至小笼屉，沥干水分。撒上盐稍微放置一会儿再煮，能更好地去除涩味，味道也会更温和。

着急吃的话，也可以只用盐水快速煮一下。

使其入味

① 干煎之后再烹调则更容易入味，而且干煎会产生弹弹的口感。

② 在表面划几刀或者切花刀，也更加入味。

③ 用手掰成不规则的块，接触面积扩大，也会容易入味。

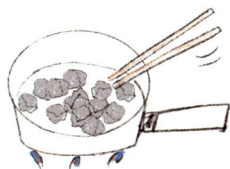

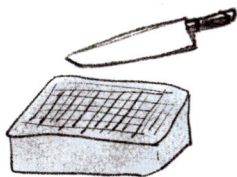

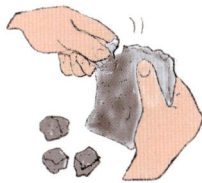

炖魔芋

分量和食材
魔芋 自己喜好的量

1 魔芋加水煮至沸腾之后，
再煮 2~3 分钟，去除涩味。

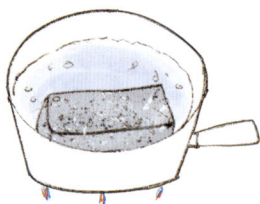

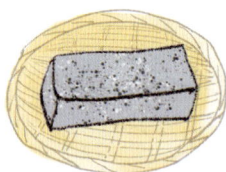

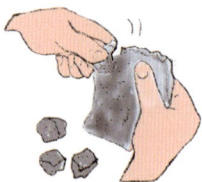

2 将魔芋晾凉之后，
用手掰成小块，放
入锅中。

3 在锅中加入没过食材的高汤，加 1 小勺酱油和 1 小勺味淋，
一边尝尝咸淡一边调味，炖熟了之后装盘。

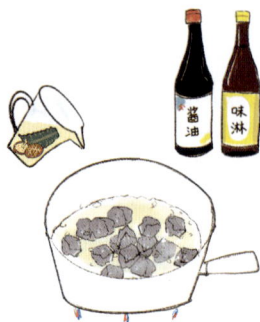

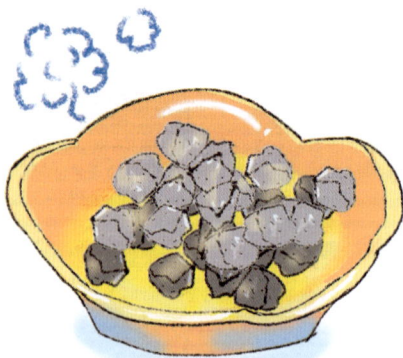

辣炒魔芋

分量和食材

分量和食材

魔芋　自己喜好的量

1 魔芋加水，煮至沸腾之后，再煮 2~3 分钟，去除涩味。

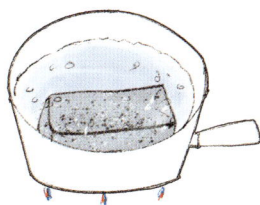

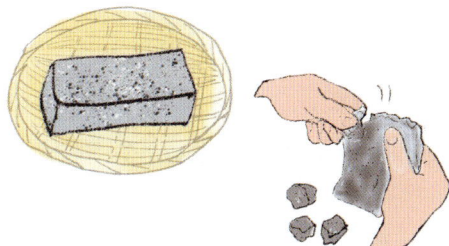

2 把魔芋晾凉，用手掰成小块，用平底炒锅稍微干炒一会儿，放入盘中备用。

3 在平底炒锅中加入 1 小勺芝麻油，用中火加热，再放入魔芋块。加入少许七味辣椒粉，进行翻炒。

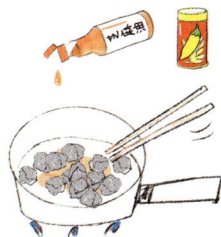

4 最后，加入少许酱油，调至有香气，料理完成。

七味辣椒粉含有中草药成分，以其恰到好处的辣味、风味和香气为特点。起源很早，从江户时代便开始盛行。

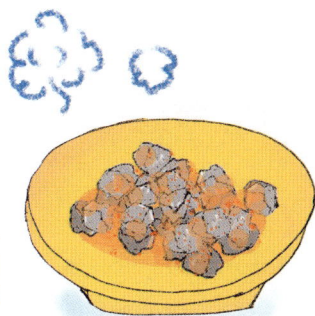

红薯

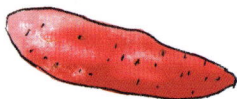

{特点}

时令期是 9~11 月。刚上市的时候，水分多，甜度较低。到了后半期，水分减少，甜度增加。**皮中含有消化酶，连皮一起吃的话，可以避免"烧心"的不适感。**

{历史}

饥荒"救星"

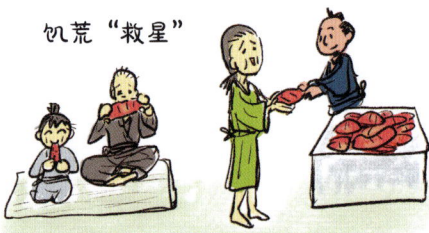

原产地在墨西哥到危地马拉一带，是从公元前 3000 年以前就开始栽培的古老的作物。

在日本，江户时代中期发生饥荒的时候，人们用红薯充饥而免于饿死，所以一下子便在全国范围内得到了推广。

{成分·效用}

富含膳食纤维以及一定量的维生素 C，**红薯中的淀粉会在加热过程中在葡萄糖淀粉酶的作用下分解，而变得很甜。**

准备工作

切开后一接触空气就会变色，所以切完之后要将其浸泡在水中。晾干之后，由于水分被蒸发，所以甜味会加重。此外，用低温慢慢加热的方式，能更好地提炼出甜味，所以吃起来会更美味。

小杂鱼拌蒸红薯

分量和食材
红薯　自己喜好的量
小杂鱼　适量

1 红薯斜切，在水中浸泡，去除涩
味并固色。

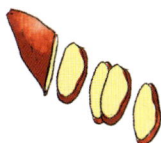

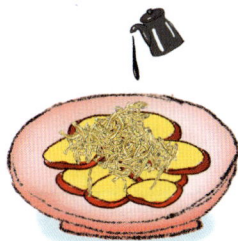

2 用小火慢慢蒸，提炼出甜味，装盘，
放上小杂鱼，倒上酱油即可。

红薯炖面筋

1 将红薯切滚刀块之后，在水中浸泡。面
筋按照商品包装说明，用水泡发备用。

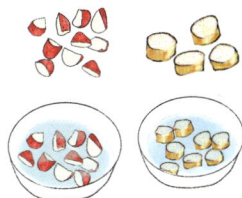

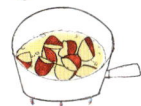

分量和食材
分量　2~4 人份
红薯　1 根（大约 150 克）
面筋　适量

2 在锅中放入红薯块，并倒入没过食材的
高汤，同时放 1 小勺酱油和 1 小勺味淋，
品尝咸淡合适后开始炖煮。

3 在锅中放入沥干水分的面筋，炖至入
味即可。最后，加入少许酱油使其散
发香气。

生病或身体不适的人，最好使用海带和
干香菇做的植物性高汤。不要使用味淋，
最好只用酱油调味。

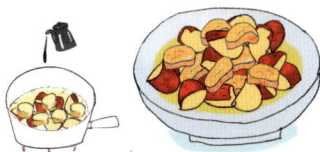

201

蘑菇

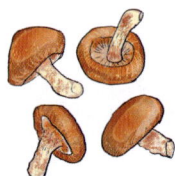

各种蘑菇的时令期一般都是 9~11 月，香菇是春秋两季收获。

市场销售的蘑菇多数都是在菌床栽培的，所以一整年都有销售。在日本，有十几种蘑菇被广泛栽培。

日本的野生蘑菇有 4000 多种，其中可以食用的大约 180 种，毒蘑菇大约 200 种。

接下来分别介绍一下餐桌上常见的菌类的特点。

蟹味菇

俗话说，"香在松茸，味在玉蕈"，这个"玉蕈"便是蟹味菇的学名。蟹味菇具有独特的蟹鲜味，也因此而得名。蟹味菇的肉质鲜嫩，菇柄爽脆，很有嚼劲。

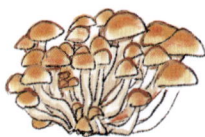

蟹味菇

香菇

从江户时代中期开始，香菇就在丰后和伊豆地区进行人工栽培，明治中后期开始人工繁殖菌种，1942 年开始进行菌种的原木栽培。1957 年，人们发现干香菇中含有一种鲜味成分鸟苷酸。

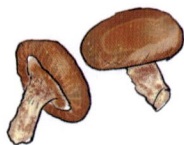

香菇

滑菇

野生的滑菇长于山毛榉林中。市场销售的滑菇，是以锯末栽培为主，其特点是带有黏液。

金针菇

野生的金针菇生长在朴树的枯干和树桩上，有伞帽，颜色介于黄褐色至栗褐色之间。现在市面上的白色而细长的金针菇，是 1945 年后在锯末和米糠的培养基上避光栽培而成的。

舞茸

舞茸生长在枹栎树的树根处，非常珍贵，也被称为"梦幻蘑菇"。在 20 世纪 70 年代中期，终于人工栽培成功，进而得到了大范围的推广。

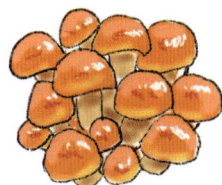

滑菇

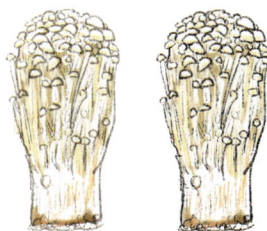

金针菇

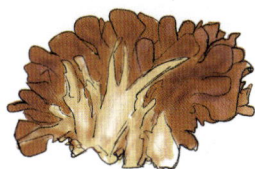

舞茸

木耳

　　由于外形跟人耳相似，所以汉字写作
"木耳"。市场上流通的干货木耳，几乎
都是来自中国，可以用冷水或者温水泡发后
食用。

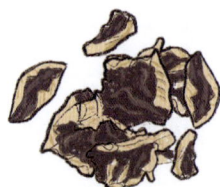

木耳

平菇

　　野生平菇群生于阔叶树的枯枝和树桩
上，跟有毒的月夜蕈外形相似，所以需要多
加注意。

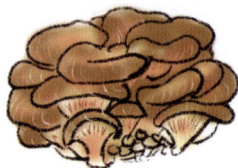

平菇

【历史】

　　平安时代，在日本已经有食用栗蘑、松茸、平菇、滑菇、金针菇等的记载。
此外，在镰仓时代道元僧人的著作中，记录了与中国高僧交往时，有关干香菇
和高汤的一些趣闻逸事，由此可以推断，从很早以前人们就开始食用干香菇了。

　　菌类从古代开始，作为山珍的一种就是日本人日常的食材。据说还没被确
认的蘑菇种类是已知蘑菇种类的2~3倍。

【成分·效用】

　　**香菇水分多，在太阳下晾晒，鲜味成分（鸟苷酸）、维生素和矿物质会浓缩。
此外，还会生成有利于钙的代谢和骨骼形成的维生素 D。**

　　研究还发现，香菇中含有能降低血液中胆固醇的成分，且具有免疫调节
特性。

准备工作

去涩味·切法

切掉蘑菇根，稍微用开水烫一下，可以去除涩味。如果烤着吃或炒着吃，可以不用开水烫。

为了不破坏蘑菇独有的风味，并使其更入味，建议用手将其掰开或撕开。
做香菇的时候，可以在伞盖上切口，会熟得快。

加热

由于菌类含有很多鲜味成分，所以最好是简单地加盐烤着吃或者炒着吃。其和油很搭，油能使香气和鲜味更浓。

含水分少的蟹味菇、金针菇，最好加水炒。

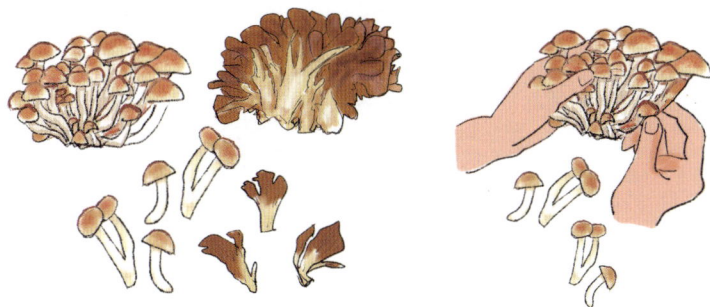

网烤蘑菇

分量

香菇或者平菇　自己喜好的量

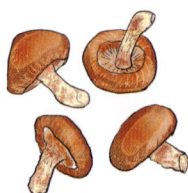

1 香菇或平菇去根，
将伞盖朝下，放置
在烤箱中烤。

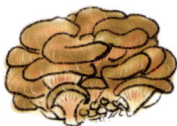

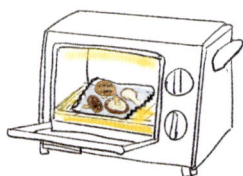

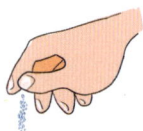

2 再将蘑菇翻过来，
烤伞盖的内侧。表
面烤出水分的时候，
便是最佳品尝时机。
建议蘸少许盐食用。

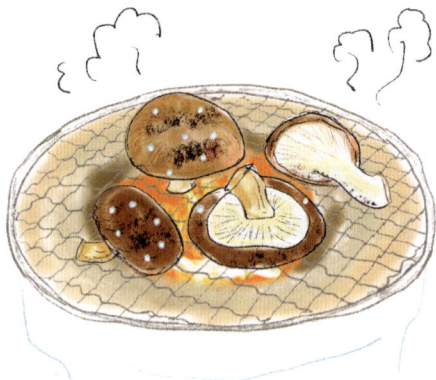

如果有条件的话，最好在小炭
炉上烤，风味更佳。

平菇的收获时期转瞬即逝，网烤之后
蘸着盐吃是最美味的吃法。但太小或
太大的平菇，最好炒着食用。

香菇炖萝卜干

分量和食材
分量　2~4 人份
香菇　2~3 个
萝卜干　20~30 克

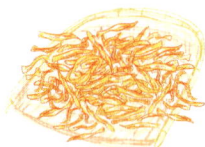

1 萝卜干用水泡发，剪成方便吃的大小。

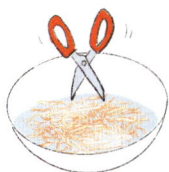

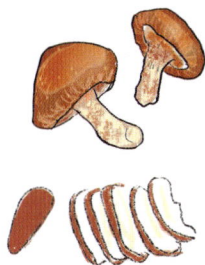

2 香菇去根，切成薄片备用。

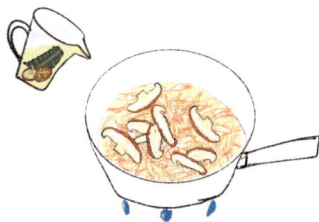

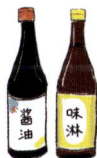

3 将所有食材放至锅中，倒入没过食材的高汤，同时加入 1 小勺酱油和 1 小勺味淋，品尝咸淡。煮熟后装盘食用。

生病或身体不适的人，最好使用海带和干香菇做的植物性高汤。此外，最好不要使用味淋，只用酱油调味即可。

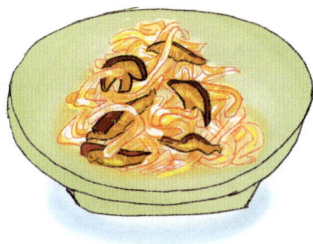

盐炒三菌

分量和食材

滑菇、香菇、干木耳　分别为自己喜好的量

1 干木耳用温水或者冷水泡发之后，沥干水分。

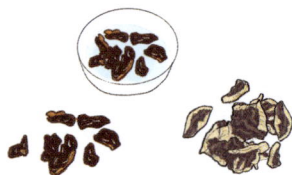

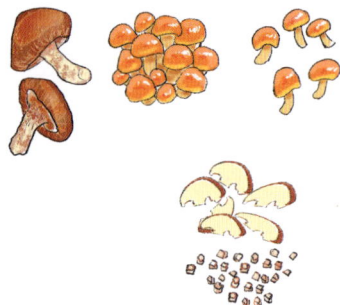

2 将香菇的伞盖部分切成薄片，蒂部切碎。滑菇去根，拆成小朵。

在超市等处购买的滑菇，大多是已经切分好的，水洗之后便可以直接使用。
此外，生病或身体不适的人，在料理的最后要加水炖。

3 在加热的平底炒锅中加入1小勺芝麻油，倒入所有的食材，用小火慢炒。

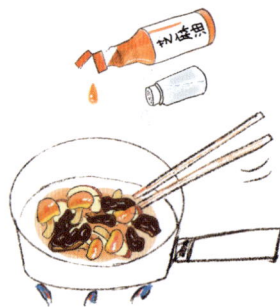

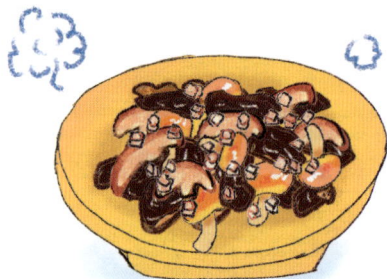

4 炒至所有食材都裹上油之后，加入一小把盐，品尝味道，调至合适味道后料理完成。

金针菇料理

分量和食材
分量　2~4 人份
金针菇　100 克

1 先切掉金针菇的根，再切成 3 段备用。

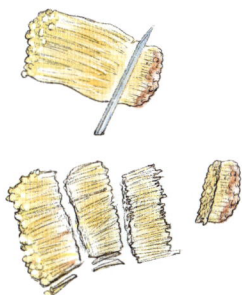

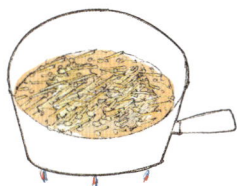

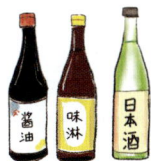

2 将金针菇段倒入锅中，一边品尝味道，一边加入 1 小勺酱油和 1 小勺日本酒，再滴入 2~3 滴味淋，用中火煮。

3 金针菇段煮软后再稍煮一下料理就完成了。

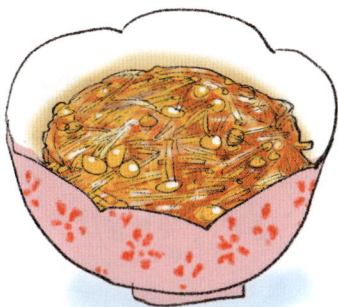

盐炒青菜蟹味菇

分量和食材

分量	2~4 人份
蟹味菇	1/2 盒（大约 50 克）
青菜	150 克（家里有的蔬菜即可）

1 将蟹味菇的根去掉，用手掰成小朵备用。

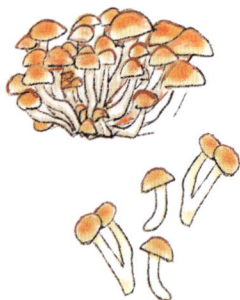

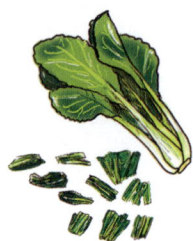

2 青菜切小段备用。

3 平底炒锅加热，放入 1 小勺芝麻油，加入蟹味菇和青菜段，用中火炒。

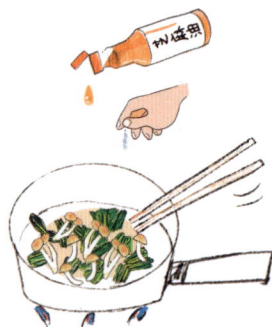

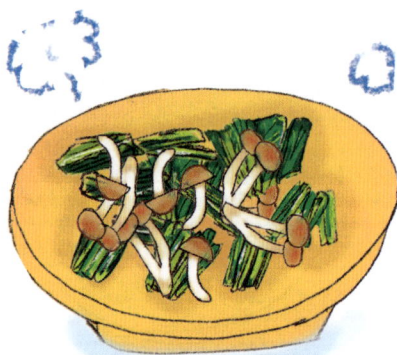

4 把蟹味菇炒熟，青菜段炒至鲜艳的绿色之后，加入少许盐，品尝味道合适后料理完成。

生病或身体不适的人，最后要加水炖一会儿。

使用大量蔬菜的料理方法

通过做火锅和咖喱料理，来把这些蔬菜用掉

　　如果主要吃自家菜园种植的蔬菜，有时会一次性收获大量相同的蔬菜，或者连续几天收获蔬菜。这时，除了用"晒干""腌渍""发酵"的方法保存之外，还需要会"巧用剩菜"。

　　据说在日本的禅寺，有"四九日"的风俗习惯。所谓"四九日"，就是日期里带 4 和 9 的日子，即每月的 4 日、9 日、14 日、19 日、24 日和 29 日。人们每隔 5 天泡一次澡，或者剃头，或者进行身体护理。在那一天的饮食习惯是，使用前一个四九日期间没有使用完的蔬菜和剩下的食材，来做咖喱或者松肉汤。

　　在古风村也是一样，一年中有些蔬菜会多次收获，仅仅凭借制作保存食品和每天的饮食消耗，有时蔬菜会用不完。特别是夏季蔬菜中的绿叶类蔬菜，多数情况下很难保存，所以为了将收获的蔬菜完全吃完，剩菜就以另一种方式被摆上了餐桌。例如，放了很多夏季蔬菜的凉拌乌冬面、露汁素面和冷面，抑或放了很多绿叶类蔬菜、萝卜和胡萝卜的火锅，再或者是与汤豆腐搭配食用的蔬菜火锅等，这些剩余的蔬菜都会巧妙地以其他方式被食用。

　　古风村有时也和禅寺一样，大家会亲手做咖喱和松肉汤。在夏季某一天的饮食中，几乎所有烹饪的菜都会使用黄瓜。米糠腌菜的黄瓜、以黄瓜作为主要食材的味噌汤、炒黄瓜、炖黄瓜汤等，尽是些使用黄瓜的料理，但我觉得每道菜都很美味。

　　当时，由于自己还没做过菜，所以完全体会不到使用这么多黄瓜的意义和老师的辛苦。

第 6 章

冬季美食

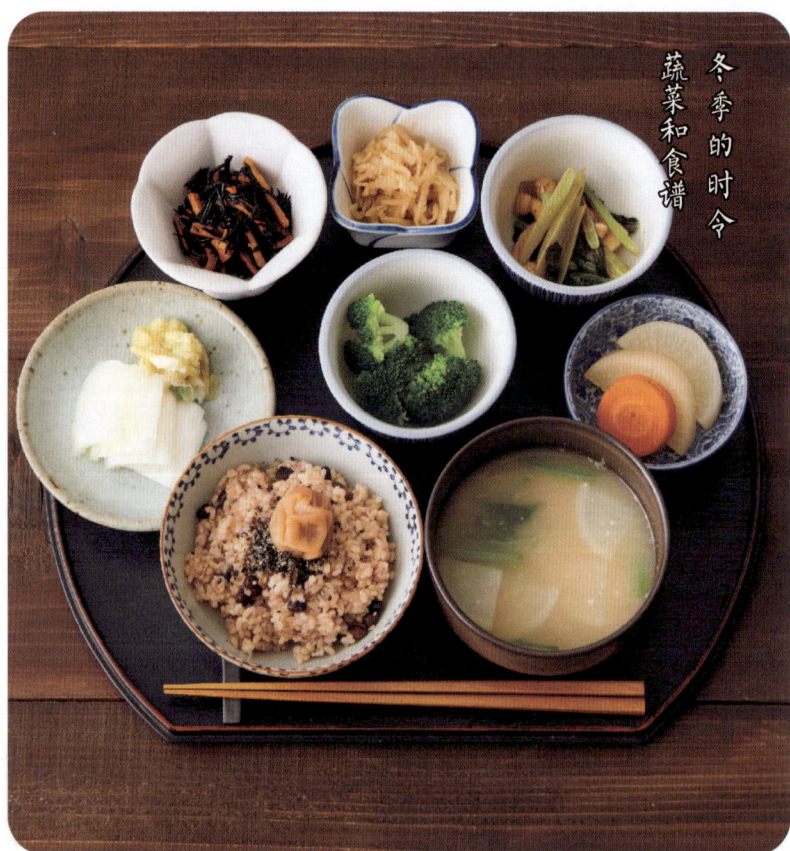

冬季的时令
蔬菜和食谱

西蓝花

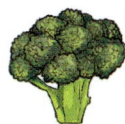

时令期是 12 月到来年 3 月。刚上市的时候，水分多，口感鲜嫩，涩味少，可以生食，或者将其茎部做成米糠腌菜食用。

到了后半期，水分减少，花蕾变得干巴巴的，茎部又粗又硬。**遇到寒冷天气，花蕾有时会变成紫色，吃起来很美味。不过，如果花蕾变成黄色或茶色，可能是被氧化或不新鲜的表现，尽量不要食用为好。**

茎部的皮虽然又厚又硬，但其甜味和风味都很浓郁，可以炖煮做成高汤食用。

【历史】

由叶子不重叠且不呈球状的野生甘蓝改良而成，数千年前起源于地中海区域，罗马时代是其主要食用时代之一。在 18~19 世纪左右，推广至欧洲。明治时代初期传入日本，但当时没怎么得到推广，20 世纪后才开始得到普及。

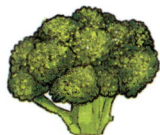

变成黄色的西蓝花

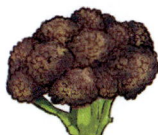

变成紫色的西蓝花

含有维生素 C、维生素 K 和膳食纤维等营养成分。

准备工作

水煮

西蓝花的茎部坚硬，可以切圆片或斜片，将其纤维切断之后再水煮。先将坚硬的茎部放入开水中煮，最后将花蕾部分快速用开水焯一下，注意不要煮得时间过长。颜色变得鲜艳且带透明感时，就能捞出了。

加热

刚上市西蓝花比较柔软，**不必切开，可以一整颗水煮，会保留其原有的鲜味。**将生的西蓝花直接炒完后再蒸煮，可以品味到其独特的口感和风味。此外，煮软之后还可以做成酱汁。

水煮西蓝花

分量和食材
西蓝花　自己喜好的量

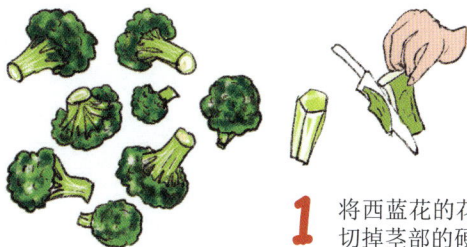

1 将西蓝花的花蕾部分掰成小朵，切掉茎部的硬皮。

2 水开以后，将西蓝花煮至变成鲜艳的绿色即可。

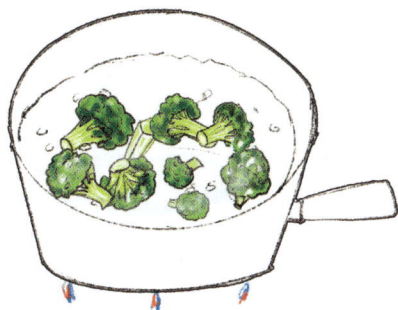

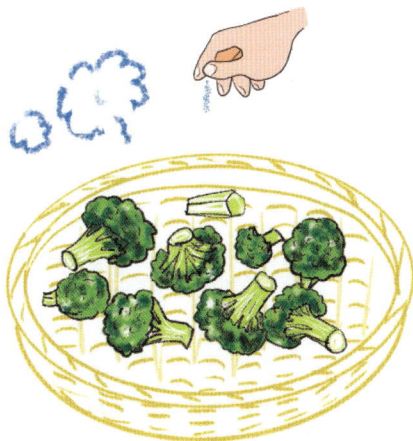

3 用蒸锅蒸也很美味。

做好后捞至小笼屉，趁热撒上少许盐进行调味即可。

卷心菜

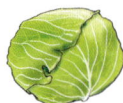

{特点}

时令期是 12 月到来年 3 月，在寒冷地区是 3~5 月。刚上市的时候水分多又软脆，但到了后半期，水分减少，纤维变硬，风味和甜味则变得更浓郁。

越靠外面的叶子，纤维越粗且越硬，苦味、涩味更明显，但风味更浓，适合加热烹调。越靠里面的叶子，越柔软且越甜，适合生吃。**尽管心部很硬，但甜味和醇香味浓郁，切成小块放入水中慢炖，可以做成高汤备用。**

{历史}

卷心菜是野生羽衣甘蓝驯化而来的，起源于地中海沿岸至欧洲的大西洋沿岸。自公元前 6 世纪开始被栽培，从古希腊—罗马时代开始被食用。关于现在这种球状卷心菜的记载是在 16 世纪以后。

在江户时代，日本就传入了非球状的卷心菜品种，但真正开始栽培是在引进球状品种卷心菜的明治时代以后。为适应日本的气候，进行了品种改良，在大正时代以后，推广在日本全国范围栽种。

{成分·效用}

含有多种维生素和矿物质，尤其是含有其他蔬菜中较为少见的可以辅助胃肠黏膜再生的脂溶性维生素 U，和促进血液凝固以及骨骼代谢的维生素 K。

若从上面用水冲洗卷心菜的话，叶片中间会进去水，叶片容易受损，所以要从卷心菜的底部倒着冲洗。

去涩味

撒上盐稍微放置一会儿，用水洗去盐水，捞至小笼屉沥干水分。

切丝的话，切完稍微在水中浸泡一会儿，会缓解苦味和涩味。

加热

做熟之后，卷心菜的甜度会增加。用大火快炒会锁住水分，口感变得爽脆。

切法

切法不同，口感和味道也会发生变化。如果觉得硬，将纤维横向切断，口感会软一些。顺着纤维切，则更能品尝到卷心菜的甜味。

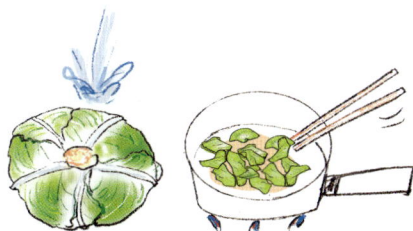

大火

卷心菜丝

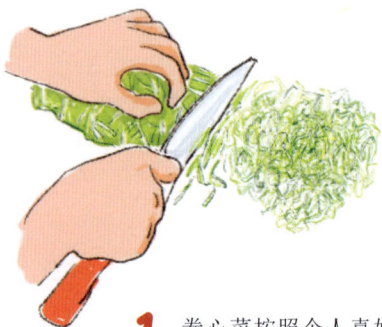

分量和食材
卷心菜　自己喜好的量

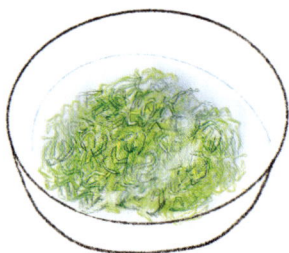

1 卷心菜按照个人喜好切成细丝。

2 将其浸泡在水中，去除涩味，使其口感爽脆。

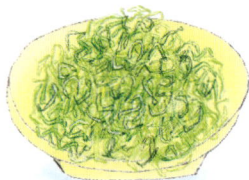

松软

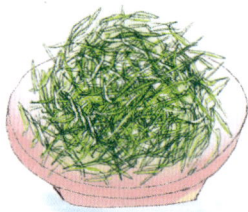

爽脆

3 完全沥干卷心菜丝的水分之后，装盘。

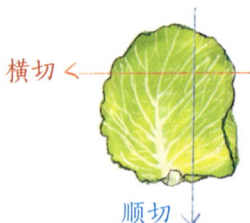

横切

顺切

选用的部位及切法不同，味道和口感也不相同。将纤维切断的话，口感会蓬松宣软，卷心菜的香味更浓郁。顺着纤维方向切的话，口感会变得更爽脆。

卷心菜炒青椒

分量和食材
分量　2~4 人份
卷心菜　3 片叶子（大约 150 克）
青椒　4 个（大约 150 克）

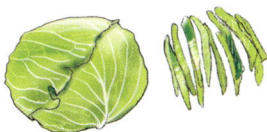

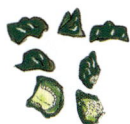

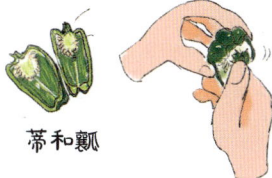

1 将卷心菜切成稍微粗点的丝。青椒去蒂，保留里面的瓤，切滚刀块备用。

只要将青椒蒂的部分往下一按，就能去除蒂。但如果是时令后半期已经变硬的青椒，请将瓤去除之后再进行烹调！

蒂和瓤

2 将 1 小勺芝麻油倒入平底炒锅加热，放入切好的卷心菜丝和青椒块，用中火炒。加入没过食材的高汤和一小把盐，品尝味道。

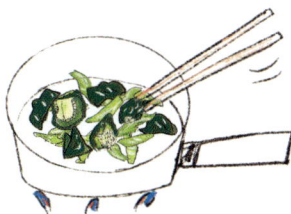

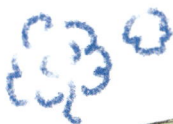

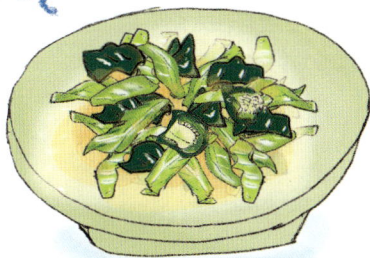

用水溶解淀粉

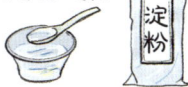

淀粉

3 关火，倒入水和淀粉按照 2 ： 1 的比例搅拌好的芡汁，再次加热同时搅拌，使其挂上黏稠的汁。

白菜

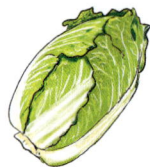

{特点}

上市期是 12 月到来年 2 月。时令初期，叶子较为松散，纤维柔软，相对鲜嫩。到了后半期，叶子卷得紧实，呈圆柱状，纤维纹路更加明显，甜度也会增加。

越靠外面的叶子，越有十字花科植物特有的风味和苦味，而越靠内侧的叶子会越甜。 外叶上的黑色斑点如若不严重，可以正常食用。

{历史}

据说起源于古代中国，由芜菁和小白菜杂交形成的，叶子既不重叠也不呈圆柱状，之后经过改良，培育出了圆柱状的品种。据说在明治时期，开始在日本栽培。

{成分·效用}

水分含量多，约占整体的 90%，可以补充身体中的水分。 此外，由于白菜富含膳食纤维，有助于清除肠道内代谢物，缓解便秘。

准备工作

要从底部倒着清洗。从上面冲洗的话，水分会进入叶子中间，容易使菜叶受损。**纵向切成 2 等份或 4 等份，或者将叶子翻开在太阳下晾晒 1 小时，会延长保存时间，同时也可以浓缩甜味、鲜味及营养成分。**

因为是含水分多的蔬菜，所以蒸着吃或者炖着吃会浓缩其鲜味。

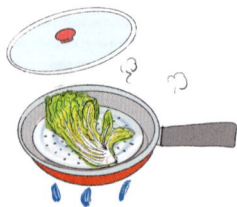

柚子酱油腌白菜

分量和食材
腌白菜　自己喜好的量

1 将腌白菜按照个人喜好切成块状。（腌白菜的方法见 P44）

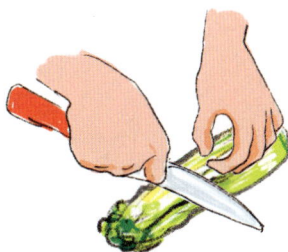

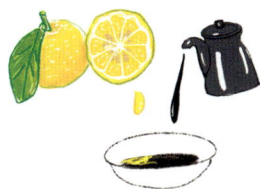

2 在小碟子里倒入适量酱油，再挤入一些柚子汁。

3 白菜块沥干水分之后，装盘，淋上调好的汁水即可。也可蘸着芥末一起吃。

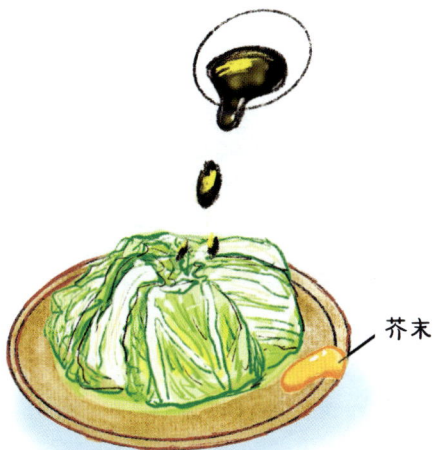

芥末

凉拌白菜

分量和食材
白菜　自己喜好的量
海苔碎　自己喜好的量

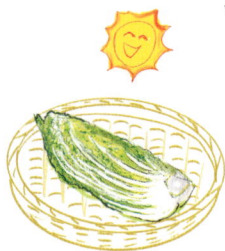

1 将白菜切开，洗净晾干。

2 将晾干的白菜快速焯水之后捞至小笼屉冷却备用。

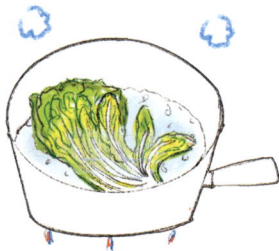

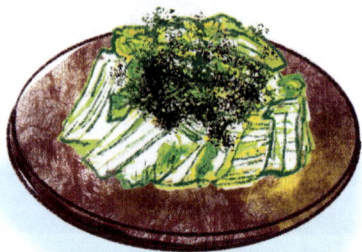

3 在食用之前，切成自己喜好的大小，撒上适量的海苔碎，滴入少许酱油即可。

晾晒白菜的时间没有要求，30分钟、1小时都行，请按照自己的喜好调整。通过晾干去除水分，可以使白菜原本的味道得到浓缩，更容易入味。建议用白菜烹饪任何一道料理时，最好都能晾干之后再进行烹调。

大葱

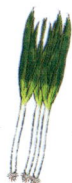

　　时令期是 11 月到来年 2 月。刚上市时，水分多且质地柔软，香气和辣味都较浓。到了时令的后半期，个头变得粗且水分少，但甜度会增加。

　　大葱的绿色部分辣味较浓，适合作为作料使用。而葱白部分有甜味，若烹饪得当，可以同时品尝到甜味、鲜味和软糯的口感。

【历史】

　　据奈良时代编撰的《日本书纪》中记载，大葱被称为"秋葱"，由此可以推断，其是在此之前就被人们食用的古老蔬菜。

　　日本不同地区食用的葱各自特色，关东地区好白葱、大葱，关西地区则偏爱叶葱、青葱、万能葱和四季葱等。

【成分・效用】

　　含有多种维生素和矿物质，其含硫化合物具有轻度抗菌作用，但杀菌能力弱于大蒜。

　　另外，**大葱中的精油成分有发汗解热和镇痛作用，**因此常被用于民间食疗，比如在味噌里放入切碎的大葱、研磨好的蒜泥，以及姜末，热水冲开饮用。

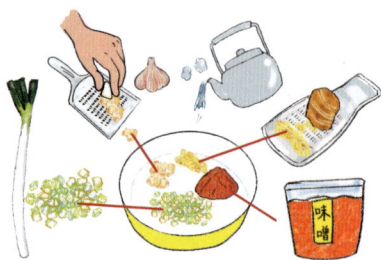

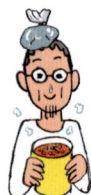

在感冒初期
很有效果

准备工作

因使用的部位、切法和料理火候不同，其味道也会发生变化。

切法

葱绿辣味较重，而葱白则偏甜。将葱戗丝儿切的话，辣味和香气会重一些；而顺丝儿切的话，口感较脆且甜味会重一些。

作为作料生食的话，最好切片或者切丝。

加热

用小火慢慢加热的话，会有甜味、鲜味和软糯的口感。将斜切薄片的大葱，放入锅中加水小火慢煮，煮呈黏稠状，便可以作为汤的底料。

将横切片的大葱用小火慢慢油炸，可以做成葱油保存。与大葱同类的可作为作料的洋葱和大蒜，也可以用同样的做法，做成葱（蒜）油保存起来。

香葱纳豆

分量和食材
大葱　自己喜好的量
纳豆　自己喜好的量

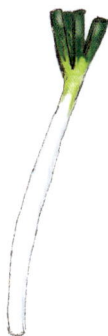

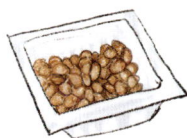

1 将葱白切末备用。

2 将纳豆和葱白末充分搅拌，料理完成。

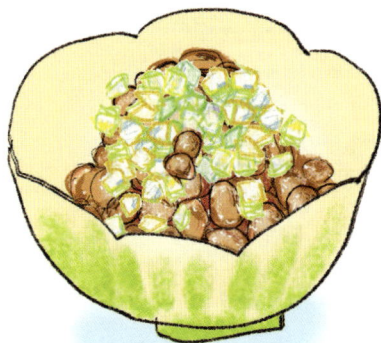

烤大葱

分量和食材
大葱　自己喜好的量

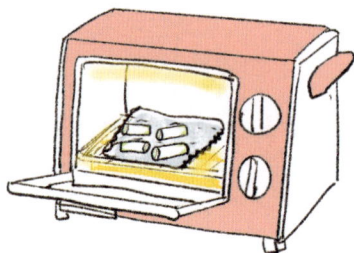

1 将大葱切成 4 厘米左右长度的葱段，然后用炭火或烤箱慢火烘烤，会变得又黏又甜。

2 烤至焦黄色熟透之后，撒少许盐食用。

无法准备炭火的话，可以尝试用陶制烤网、烤鱼架或者烤箱烤制。

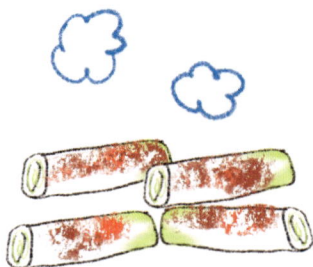

葱油豆腐汤

分量和食材

分量　2~4 人份
大葱　1/2 根（大约 50 克）
青菜　100 克
豆腐　1/2 块（大约 150 克）
高汤　100 毫升

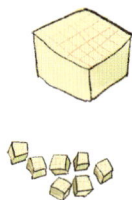

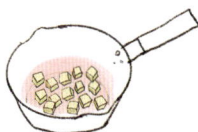

1 将豆腐切成小块，加入高汤和一小把盐炖煮。

2 青菜切小段，大葱切圆片。平底炒锅倒入 1 小勺芝麻油加热，用中火炒青菜段和大葱片。

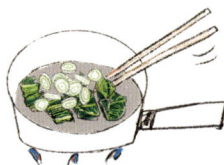

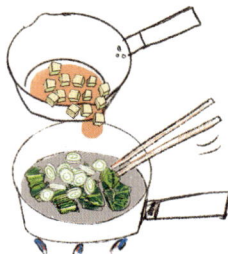

3 将豆腐块连汤倒入锅中。

4 将所有食材炖煮一下，装盘即可。

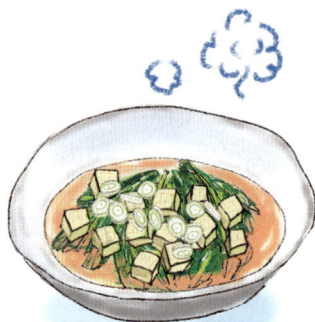

胡萝卜

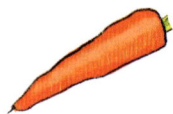

{特点}

一年中可以收获 2 次，4~6 月的春季和 10~12 月的冬季，特别是冬季收获较多。时令初期正处于生长阶段，果肉柔软而鲜嫩，但容易有涩味。到时令的后半期，水分减少而皮厚，甜味和风味则变得更浓郁。

胡萝卜中上部的皮又厚又硬，但味道浓郁。而尖端的尾部由于正在生长，所以柔软而鲜嫩。

特别是皮的部分有鲜味、风味和营养成分。

胡萝卜缨有伞形科蔬菜特有的香气，只用盐调味炒着吃就很美味。

{历史}

原产地是冷暖温差大的干燥地区，主要集中在阿富汗一带，3 世纪左右就有关于胡萝卜的记载，由此可以推断从那时起胡萝卜在该地区就经常被食用。

16 世纪从中国传入日本，当时引入的是东方流行的金时胡萝卜等外形较长的品种，作为药材使用。由于其根部形状与人参相似，所以当时被称为具有药用效果的水芹胡萝卜。五寸胡萝卜等外形较短的西方品种，是在江户时代后期传入日本的，现在食用的主要是这个品种。

{成分·效用}

胡萝卜富含的类胡萝卜素可以在体内转化为维生素 A，而维生素 A 可以保持皮肤和眼睛健康，提高免疫力和预防感染等。由于类胡萝卜素是脂溶性的，所以用油炒或者淋上用油做的沙拉调料汁，可以提高其吸收率。

另外，胡萝卜和黄瓜一样，含有抗坏血酸氧化酶，这种酶会将维生素C转化成氧化型维生素C。通过加热烹调或者加醋，可以抑制抗坏血酸氧化酶的活性，所以建议在生食胡萝卜时加点醋或柠檬汁。

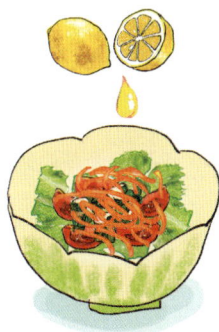

准备工作

胡萝卜皮的鲜味明显，风味浓郁，所以建议连皮烹调。只用皮做的金平小炒也很美味。

食用生的胡萝卜，可以很好地享受其爽脆口感。切完之后撒上盐会变软，味道和口感也会发生变化。

切法

时令初期的胡萝卜鲜嫩但有涩味，纵向顺着纤维切，就会减少其涩味。到了时令的后半期，纤维变硬，横向切成圆片，口感会软一些，进而容易烹调。

糖醋胡萝卜茄子

分量和食材
分量 2~4 人份
胡萝卜   1 根（大约 150 克）
茄子 1 根（大约 80 克）

1 胡萝卜切丝，茄子切成
2~3 毫米厚的薄片备用。

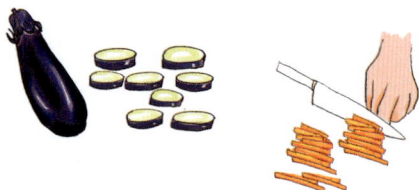

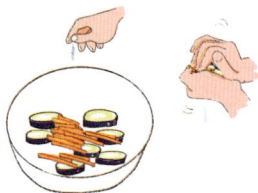

2 将胡萝卜丝和茄子片用盐揉搓，
挤干水分装盘。

3 将高汤、柿醋、味淋按
1：1：1 的比例放入小锅
加热，沸腾之后先关火，加
入提前勾好的芡儿汁（水和
淀粉按 2：1 的比例调好）。

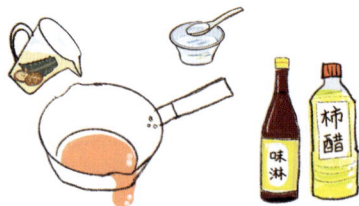

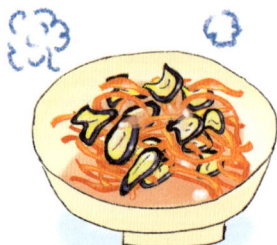

4 开火加热，搅拌至黏稠状，
倒在装好盘的食材上即可
食用。

炖胡萝卜鹿尾菜

分量和食材
分量　2~4 人份
胡萝卜　1/3 根（大约 50 克）
干的长鹿尾菜　15~20 克

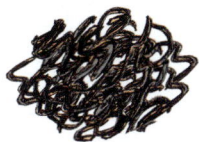

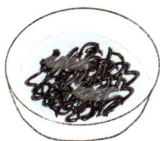

1 干的长鹿尾菜按照包装袋说明用水泡发，切成方便吃的大小备用。

2 将胡萝卜切丝备用。

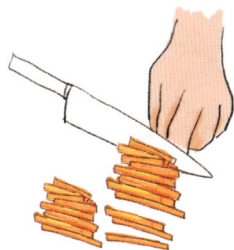

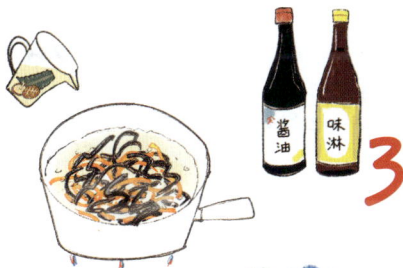

3 将所有的食材放入锅中，倒入没过食材的高汤，再加 1 小勺酱油和 1 小勺味淋，品尝味道后用中火炖熟即可。

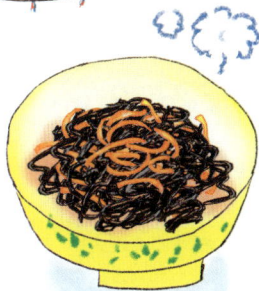

这个食谱放了较多长鹿尾菜的炖菜。但如果用 2/3 根胡萝卜（大约 100 克）和大约 10 克干的长鹿尾菜（用水泡发之后大约 40 克）来烹饪的话，就是以胡萝卜为主的炖菜。

另外，生病或身体不适的人，尽量使用海带和干香菇做的植物性高汤。不要使用味淋，只用酱油调味即可。

胡萝卜炖牛蒡

分量和食材
分量　2~4 人份
胡萝卜　1 根（大约 150 克）
牛蒡　1/2 根（大约 100 克）

1 牛蒡切滚刀块，浸泡去除涩味。

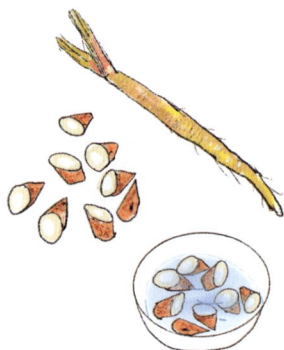

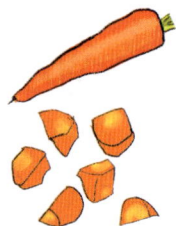

2 胡萝卜也切成和牛蒡块差不多大小的滚刀块备用。

3 将食材全部放入锅中，加入能完全没过食材的高汤，加入酱油和味淋各 1 小勺，一边品尝味道，一边用中火炖至软烂。

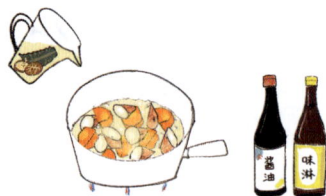

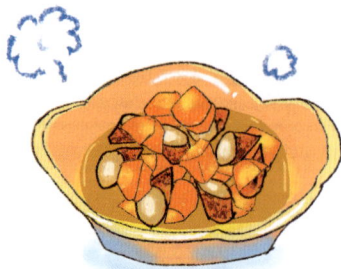

秋山老师说过，即使是同一种食材，使用食材的部位或切法不同，口感和味道也会发生变化。请尝试切斜片、切长条、切方丁、切薄片、切长方形块、切半月形等不同形状和使用食材的不同部位，来使料理变幻无穷。

另外，生病或身体不适的人，要使用海带和干香菇做的植物性高汤。而且，尽量不要使用味淋，只用酱油调味即可。

胡萝卜炒青椒

分量和食材

分量　2~4人份
胡萝卜　1根（大约150克）
青椒　2~3个（40~60克）

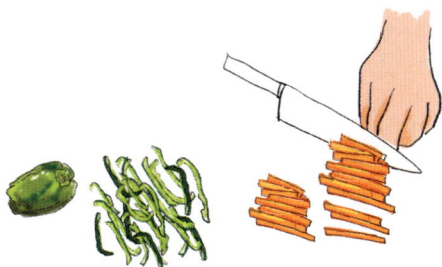

1 胡萝卜和青椒切丝备用。

2 平底炒锅内加入1小勺芝麻油用中火加热，放入食材翻炒。

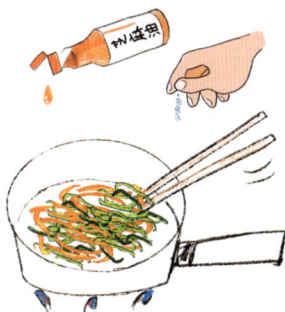

3 食材变软之后加少许盐，品尝咸淡合适后，料理完成。

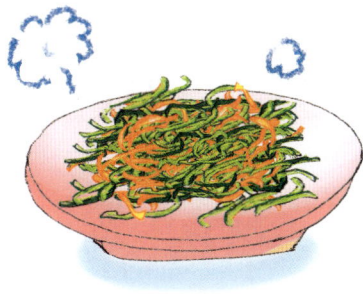

即使用相同的食材和加热方法，除了盐以外，还可以用胡椒粉、咖喱粉、蒜蓉辣酱、咖喱等调味。生病或身体不适的人，在料理的最后建议加水烹调。

盐炒胡萝卜缨

分量和食材
胡萝卜缨　自己喜好的量

1 将胡萝卜缨的叶和较硬的茎切分开，并将叶切碎备用。

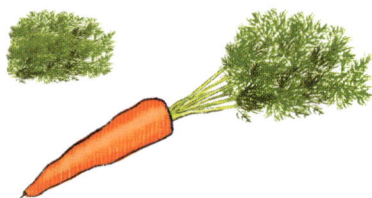

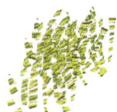

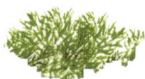

2 将较硬的茎切成 2~3 毫米的小段备用。

3 平底炒锅内倒入 1 小勺芝麻油，用中火加热，放入切好的茎，炒至变软之后，加少许盐，品尝味道。

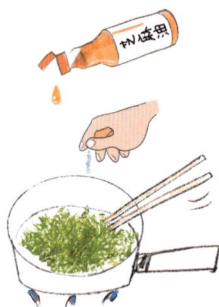

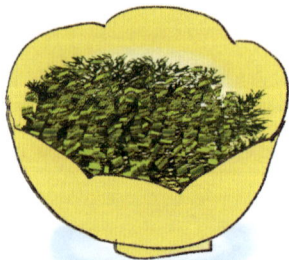

4 再放入切好的叶，加 2~3 大勺水后盖上盖子煮，以锁住香气和味道。熟了之后，料理完成。

胡萝卜缨具有伞形科蔬菜独特的香气和味道，如果用盐炒的话，其味道会更明显。

萝卜

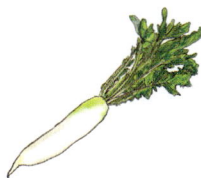

{特点}

时令期是 5~7 月和 10 月到来年 2 月。不论哪个收获时期，时令初期都水分丰富，质地相对柔软，但涩味和辣味较重，可以生吃。顺着纤维纵向切，不容易出涩味，同时可保持水分和爽脆的口感。

到了时令的后半期，个头变大，皮变厚，硬度也会增加。虽然水分减少了，但味道浓郁，甜度更明显。横向切圆片的话，可以适当缓解硬度。这个时期的萝卜，炖着吃的话会很美味。

另外，萝卜顶部是纤维停止生长的部分，又硬又甜，而尾部由于还在生长，所以相对又软又辣。中间部分则是均衡的味道。涩味和鲜味主要在皮上，辣味成分主要在尾部。

萝卜的辣味是由两种成分混杂在一起形成的，研磨成泥比切着吃辣味更浓。另外，加热的话辣味会变成甜味。

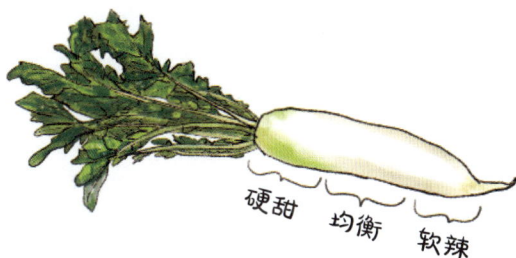

硬甜　　均衡　　软辣

有记载表明，萝卜是距今约 5000 年以前人们常吃的古老蔬菜之一。后来，由中国传入日本，在《日本书纪》和《古事记》中，都被称为"大根"。从室町时代开始被称为"萝卜"，普通市民也是从那时开始食用的。

萝卜含有的辣味成分具有抗菌的作用，有时用作生鱼片下面的铺垫物，从古时候开始就用于正月料理，也用作神佛的供品。

【成分·效用】

萝卜的水分含量很高，**除了具有淀粉酶以外，其还具有蛋白酶和脂肪酶，如果配以烤鱼、天妇罗等油脂类料理一起食用，有一定促消化的作用。**

不过，生食的话会使身体寒气增加。建议冬天采取晾干或者加热食用的方法，这样不会使身体受寒。夏天生食萝卜，冬天炖着吃，这样根据季节采取不同的食用方法才比较好。

萝卜的辣味成分具有抗氧化、抗菌、抗炎症等作用。

萝卜缨含有丰富的与其他绿叶蔬菜相似的维生素和矿物质，所以千万不要扔掉。

准备工作

萝卜缨会吸收萝卜的水分和营养，可以将萝卜缨切下，会延长萝卜的保鲜时间。

皮中有辣味成分，为了利用其辣味成分的功效，烹饪时最好不要削皮。

加热

为了去除萝卜独特的味道和气味，可以用淘米水炖，或者与米糠、炒熟的糙米、大米等淀粉类物质一起炖了食用。

炖着吃的话，划个十字刀口，更容易熟透，还更容易入味。

另外，经过晾晒的话，鲜味会浓缩，维生素和矿物质的含量也会增加。

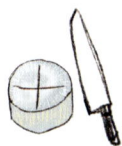
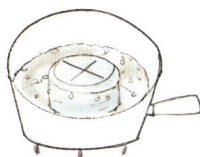
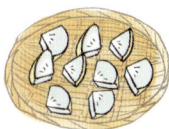

划十字刀口　　　　用淘米水炖　　　　晾晒

研磨

削皮研磨的话，萝卜的味道会更明显。**根据研磨的粗细不同，口感和味道也会发生变化。**辣味成分具有挥发性，所以在食用之前再研磨，更能品尝出辣味。

在汤中加入萝卜泥的"萝卜泥什锦汤"和用葛根粉勾芡的"萝卜泥盖浇汁"也很美味。

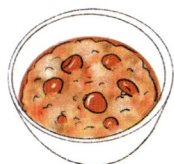
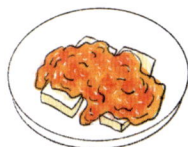

萝卜泥

分量和食材
萝卜　自己喜好的量

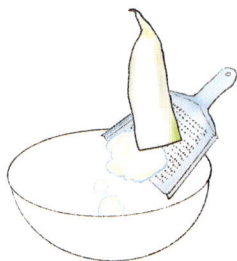

1 萝卜研磨之后放置一段时间，辣味就会挥发，所以要在食用前再研磨，之后装盘。

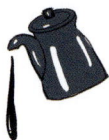

2 在萝卜泥上倒入少许酱油食用。

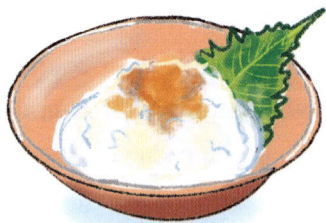

研磨的萝卜部位不同，味道也大不相同。粗的部位辣味少，尖的部位辣味浓。可以尝试不同部位的味道。

爆汁萝卜

分量和食材
萝卜 自己喜好的量

1 萝卜削皮，切成大约 5 厘米厚的圆块，在其中一面上切十字形的切口备用。

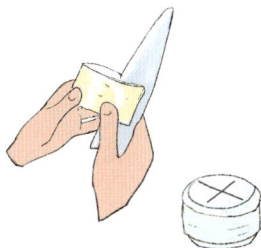

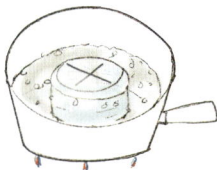

2 在锅中放入萝卜块，加入没过萝卜的淘米水。中火加热 15~20 分钟，稍微有点儿硬度的时候关火，之后在锅中放置一个晚上。

3 次日，将萝卜块水洗之后放入新的锅里。加入没过萝卜的高汤，小火煮至变软，连同剩余的少许汤汁一起倒入大碗中。

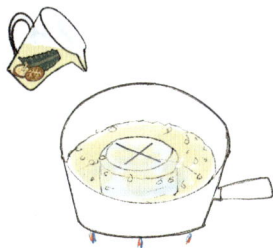

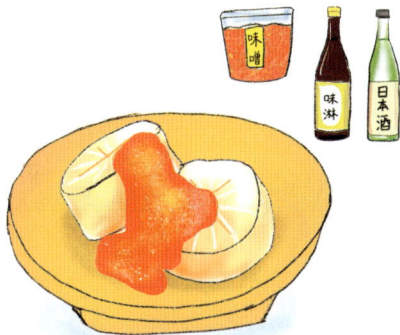

4 将味噌和味淋按照 1∶1 的比例搅拌，同时加入少许日本酒调味，品尝味道合适后将此混合酱汁倒在萝卜块上面，料理完成。

如果有孩子或对酒精敏感的人可以将日本酒和味淋煮开，待酒精挥发后再作为调料使用。

239

萝卜关东煮

分量和食材

分量　2~4 人份

萝卜　粗的部分取大约 4~5 厘米（150 克）

胡萝卜　1/3 根（大约 50 克）

1 萝卜切成 1 厘米厚的半圆形片备用。

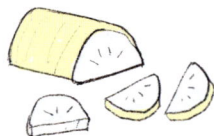

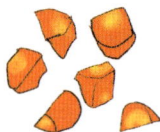

2 胡萝卜切滚刀块备用。

3 将所有食材倒入锅中，加入没过食材的高汤，放 1 小勺酱油和 1 小勺味淋，品尝味道，中火炖至变软。

生病或身体不适的人，可以使用海带和干香菇做的植物性高汤。另外，不要使用味淋，只用酱油调味。

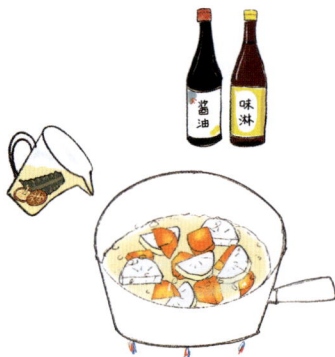

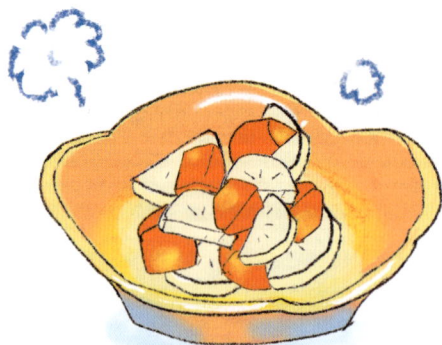

4 加少许盐调味，稍微搅拌之后装盘。

金平萝卜魔芋

分量和食材
分量　2~4 人份
萝卜　粗的部分取大约 4~5 厘米（150 克）
魔芋　1/6 块（大约 50 克）

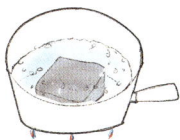

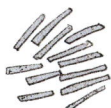

1 魔芋用热水煮 2~3 分钟，切成 5~7 毫米粗的条，用平底炒锅快速干炒。

2 萝卜切成 5~7 毫米粗的条备用。平底炒锅倒入 1 小勺芝麻油，用中火炒萝卜条和魔芋条。

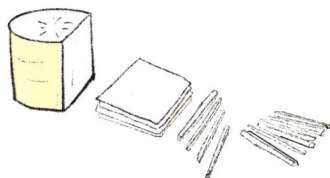

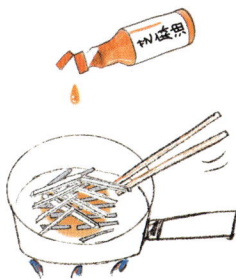

3 加入 1 小勺酱油和 1 小勺味淋，品尝味道，炒至萝卜变软即可。

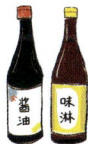

生病或身体不适的人，不加味淋，只用酱油调味即可。进而，可以再加水烹调。

4 加少许盐调味，稍微搅拌之后装盘。

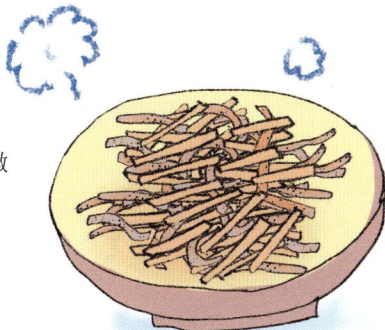

煎萝卜

分量　2~4 人份
萝卜　大约 6 厘米长的中间一段

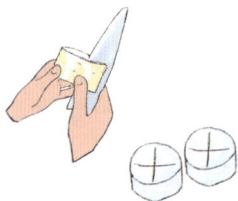

1 萝卜去皮，切成 3 厘米厚的圆块，其中一面切成十字花形。

2 将萝卜块用淘米水煮 10~15 分钟，煮至萝卜稍微还有点硬度即可。

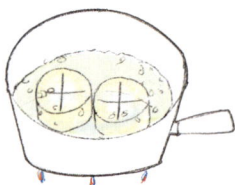

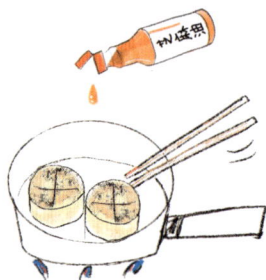

3 在平底炒锅加入 1 小勺芝麻油，用中火煎萝卜块。

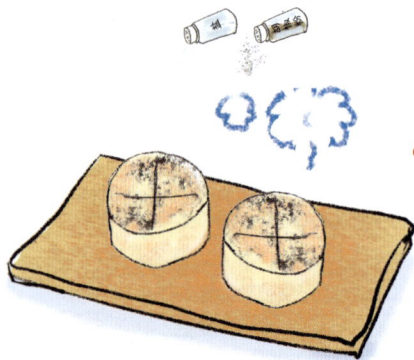

4 将萝卜块两面煎至焦黄色之后，用少许盐、胡椒粉调味之后装盘。

酸爽萝卜条

分量和食材

干萝卜条　自己喜好的量

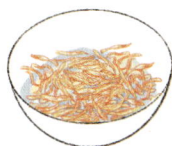

1 袋装干萝卜条按照包装说明用水泡发。

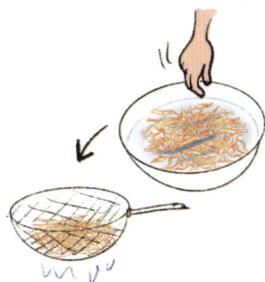

2 用力挤去萝卜条的水分，切成方便吃的大小备用。

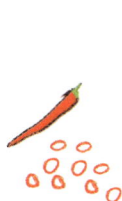

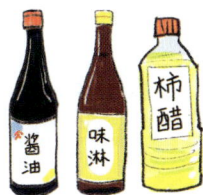

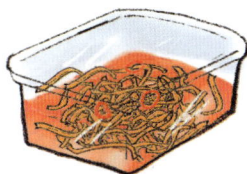

3 在保鲜盒中放入食材，用酱油、味淋、柿醋按照1：1：1比例调制成腌渍汁，和1根辣椒一起进行腌制。

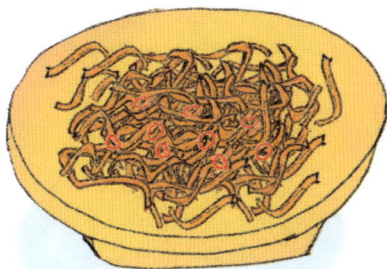

4 腌渍2~3天之后，是最佳食用期。

243

萝卜味噌汤

分量和食材
分量　2~4 人份
萝卜　适量
萝卜缨　适量
高汤　300 毫升

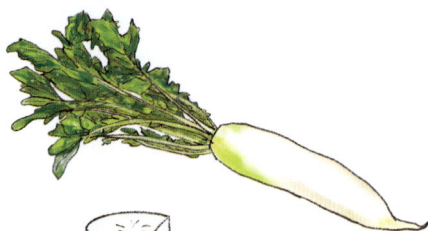

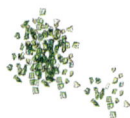

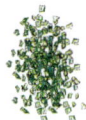

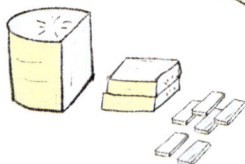

1 萝卜切成长方形块，萝卜缨切碎备用。

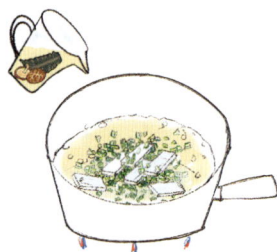

2 将锅中的高汤煮沸，放入萝卜块，中火炖至颜色透明之后加入切好的萝卜缨，炖开即可。

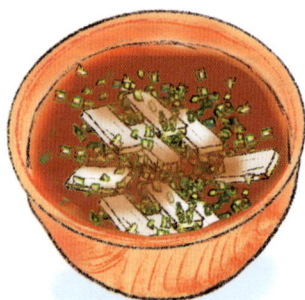

3 关火，将 1 大勺味噌溶于汤中，品尝味道，咸淡合适的话料理完成，盛至大碗中。

建议味噌汤里多放些萝卜缨，试着品尝其特有的香气和辣味。

芜菁

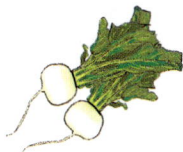

{特点}

时令期是 5~6 月和 9~11 月。特点是，时令初期水分多，非常鲜嫩。到了时令的后半期，水分减少，皮变得又厚又硬，果实紧实。另外，味道变得浓重，甜度会增加。

慢慢加热的话，会柔软到变形；生食或半生食的话，爽脆的口感会很好。

芜菁叶有十字花科蔬菜独特的香气和辣味，**叶子的根部口感脆硬，鲜味较浓，所以建议食用，不要扔掉。**

{历史}

据推断，其起源于欧洲地中海沿岸和阿富汗一带，经由陆路传入日本。在《日本书纪》和《万叶集》中有很多相关记载，由此可以推断其从很早以前就被广泛食用。

据说芜菁叶以前叫作"青色菜"，这也是日语青菜名字的由来。

在古代日本的七草中，把芜菁叫作蔓菁，将萝卜叫作莱菔，莱菔是蔓菁的替代品，表明当时芜菁是主要蔬菜之一。正是由于当时芜菁非常重要，所以人们推崇将五谷杂粮和芜菁同时栽种。

{成分·效用}

与萝卜相同，其含有助消化的淀粉酶。从古代就开始食用的芜菁叶含有的维生素和矿物质更多。

准备工作

去涩味

用水浸泡。若想口感更佳，可以用淘米水炖，或者与炒熟的糙米、大米等淀粉类物质一起炖。

腌渍咸菜·生食

腌渍咸菜或者直接生食都很美味，稍微撒点盐放置一会儿再食用，口感和味道会更胜一筹。

加热

整个炖的话，不会炖变形，还会锁住鲜味。**如果放点咸鱼肉小火慢蒸的话，口感会更软糯**。炒了之后再蒸的话，可以凝缩鲜味，仅仅放点盐就会很美味。

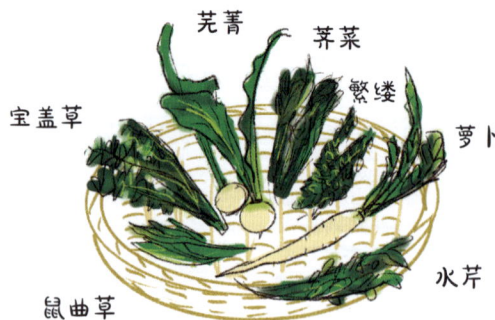

芜菁　荠菜

宝盖草　繁缕

萝卜

鼠曲草　水芹

日本的七草

浅渍芜菁

分量和食材
芜菁　自己喜好的量

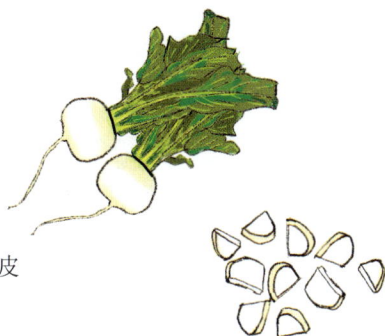

1 芜菁皮硬的话，削皮
之后再切薄片备用。

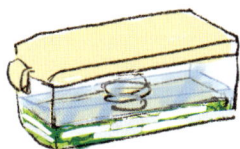

2 将芜菁片放入腌渍容器中，
撒上相当于芜菁重量 2%~5%
的盐，密封好。

3 挤出腌渍出来的水分，
装盘，可以用一些绿叶
菜碎点缀。

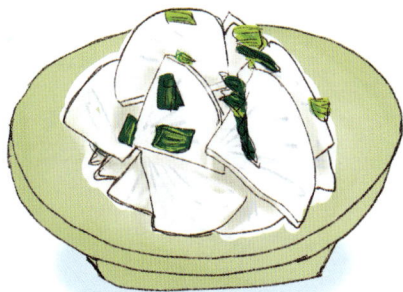

清炒芜菁

带芜菁叶的芜菁　2~3 个

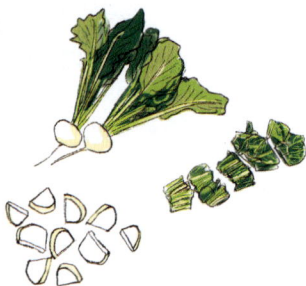

1 芜菁切成片，芜菁叶切成自己喜好的大小备用。

2 平底炒锅倒入芝麻油，炒芜菁片。芜菁片炒出透明感之后，加入芜菁叶段快速翻炒。

将芝麻油换成橄榄油的话，可以领略到别样的风味。
生病或身体不适的人，在最后调味之前要加水烹调。

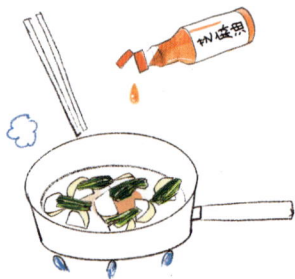

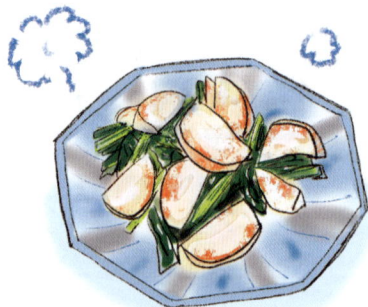

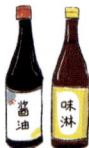

3 加 1 小勺酱油和 1 小勺味淋，确认味道合适后快速翻炒出锅。

糯煮芜菁

分量和食材

芜菁　自己喜好的量

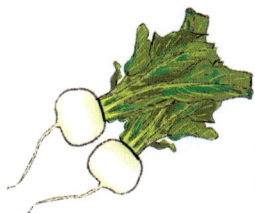

1 芜菁不去皮，切去芜菁叶，再切去芜菁尾部的须根备用。

2 将芜菁放入锅中，倒入没过芜菁的高汤，小火慢炖。

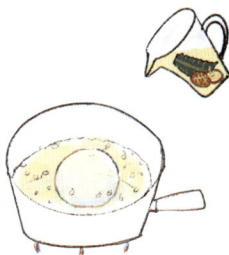

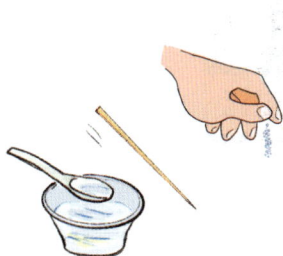

3 将芜菁炖至用竹扦能一下子插进去的柔软度之后，加少许盐，品尝味道的同时调味。炖开后关火。

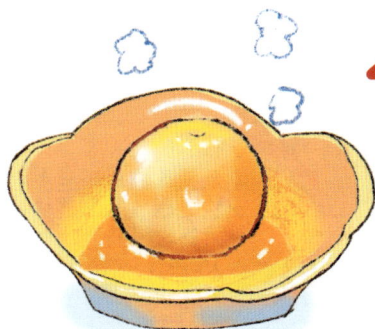

4 淋入勾好的芡汁（水和淀粉按照2：1的比例），再次开火炖至黏糊状之后，装盘。

仅用高汤和盐进行简单调味，就可以领略到原汁原味的芜菁。请品尝芜菁那种软软糯糯的口感。

芜菁炖胡萝卜

分量和食材
分量　2~4 人份
芜菁　2 个（大约 150~180 克）
胡萝卜　1/3 根（大约 50 克）
面筋　2~3 个

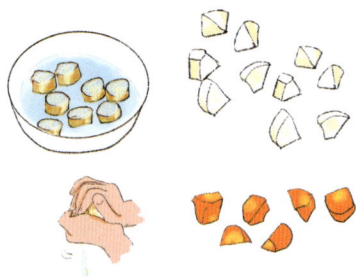

1 芜菁和胡萝卜切滚刀小块。面筋用水泡发后挤干水分，切成与芜菁块、胡萝卜块同样的大小备用。

2 将芜菁块和胡萝卜块放入锅中，倒入没过食材的高汤和 1 小勺酱油、1 小勺味淋，品尝味道之后用中火炖。

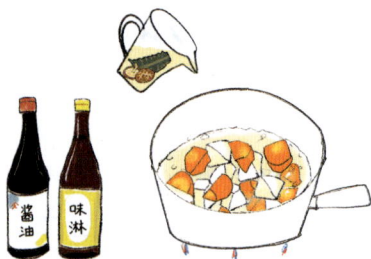

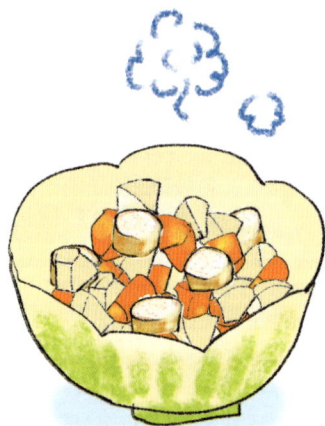

3 炖至芜菁块和胡萝卜块变软之后放入面筋块，待面筋块浸满汤汁后盛入大碗中。

芜菁蘑菇炒青菜

分量和食材

分量　2~4 人份
芜菁　1 个（大约 100 克）
蘑菇　自己喜好的量
青菜（芜菁叶也可以）　按照自己喜好，至少 100 克
大蒜　1 瓣

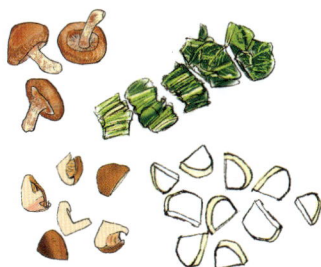

1 芜菁切成 3~5 毫米厚的半圆形片，蘑菇切成方便吃的大小，青菜切大块，大蒜研磨成泥备用。

2 平底炒锅倒入 1 小勺芝麻油用中火加热，加入芜菁片和蘑菇块，炒至芜菁片透明即可。

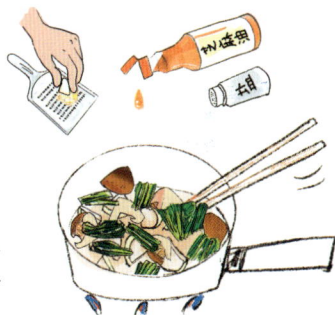

3 加入青菜块，用研磨好的大蒜泥和少许盐调味。

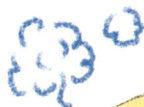

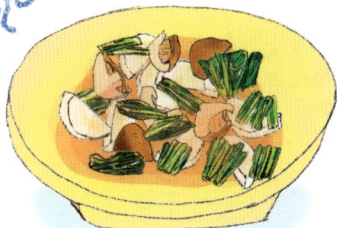

4 大致搅拌均匀入味后，装盘。

生病或身体不适的人在调味之后加水烹调。

莲藕

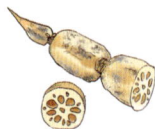

【特点】

时令期是 9~11 月。刚上市的时候非常鲜嫩，口感爽脆。时令的后半期，随着水分逐渐减少，纤维逐渐变硬，风味和甜味也会逐渐变浓。

莲藕是荷花的地下茎。**皮的附近鲜味较浓。**如果莲子炒着吃的话，口感类似板栗。

【历史】

从 2000 年前的地层中发现的古代荷花种子都能发芽，证明其是一种生命力很强的植物。

在佛教中被认为是神圣的花，从奈良至平安时代就有关于荷花的记载，可能当时主要是用于观赏和佛教信仰。

据说可食用的荷花是在镰仓时代传入日本的，也有记载说是在江户时代，但自古以来荷叶、莲藕都是被当作药用和食用而受到重视。

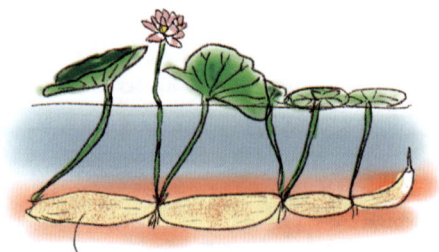

莲藕（地下茎）

含有鞣酸和黏液成分，具有保护胃肠黏膜、间接促进蛋白质消化和抗氧化的作用。

很早以前，莲子就用于滋养、强壮身体。**莲藕泥和莲藕汁作为药用，具有治疗感冒、镇咳、缓解疲劳、缓解胃溃疡等功效。**

准备工作

去掉藕节，用削皮器将皮薄薄地削去。皮可以做金平小炒等。**若莲藕的表面或孔内有发黑的情况，说明不那么新鲜了，需要注意。**

固色

为防止变色，切完之后需要马上浸泡在水中。要是想做出来的颜色更白或者减少莲藕的黏液，就用醋水浸泡。

加热

用小火慢慢加热的话，会逐渐变得黏糊糊的，而且还带有甜味。想要口感脆爽的话，就用大火快速加热。

研磨

研磨的话，会产生独特的黏性，可以做成丸子，或者像山药那样，作为"粘合剂"在料理中使用。

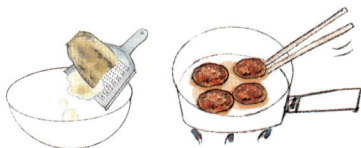

莲藕年糕

辣炒莲藕

分量和食材
分量　2~4 人份
莲藕　100~150 克
辣椒　个人喜好的量

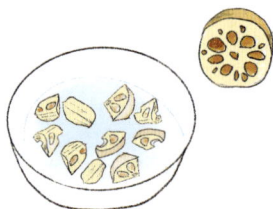

1 莲藕切滚刀块，在水中浸泡 3~5 分钟。

2 辣椒切圈。在平底炒锅倒入 1 小勺芝麻油加热，用中火炒辣椒圈，煸炒出辣味。

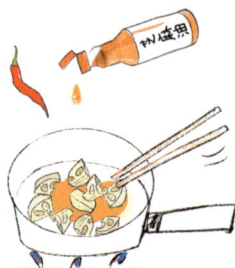

3 加入莲藕块炒至熟透，加 1 小勺酱油和 1 小勺味淋，品尝味道进行调味。

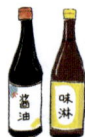

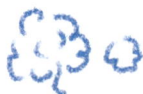

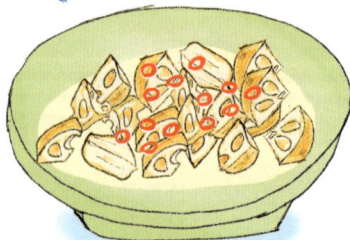

4 所有食材均匀入味后装盘即可。

鹿尾菜炖莲藕

分量和食材
分量　2~4 人份
莲藕　100~150 克
干的长鹿尾菜　15~20 克

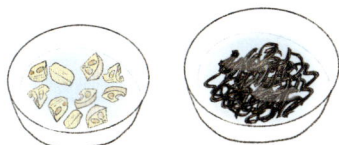

1 干的长鹿尾菜按照包装袋说明用水泡发之后，切成方便吃的大小备用。莲藕切小块，在水中浸泡 3~5 分钟。

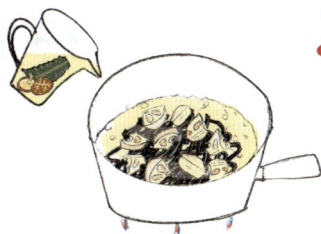

2 将控干水分的鹿尾菜和莲藕块放入锅中，加入没过食材的高汤。

3 加入 1 小勺酱油和 1 小勺味淋，品尝味道，用中火炖至自己喜好的硬度之后，装入大碗中。

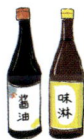

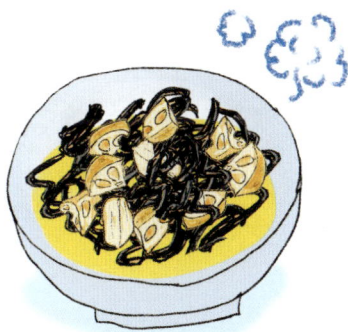

即使做同一道菜，莲藕的切法不同，口感和味道也不尽相同。请尝试切方丁、切圆片、切扇形片带来的不同口感。另外，生病或身体不适的人，要使用海带和干香菇做的植物性高汤。最好不要用味淋，只用酱油调味即可。

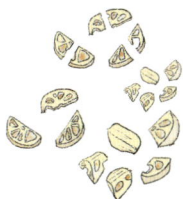

金平莲藕胡萝卜

分量和食材
分量　2~4 人份
莲藕　100~150 克
胡萝卜　100 克

1 莲藕和胡萝卜均切成
5 毫米宽的条备用。

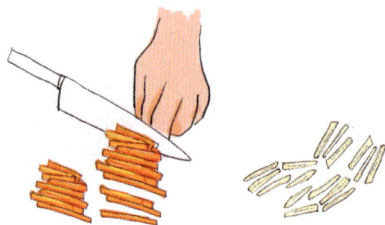

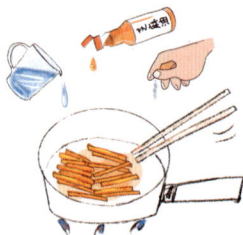

2 平底炒锅烧热，加入 1 小勺芝麻
油，中火炒胡萝卜条。加入没过
食材的水，收汁后关火，撒入少
许盐提炼甜味，盛盘备用。

3 将平底炒锅清洗干净，再次放入
1 小勺芝麻油加热，中火炒莲藕
条。加入没过食材的水，收汁后
加入 1 小勺酱油和 1 小勺味淋，
品尝一下味道。

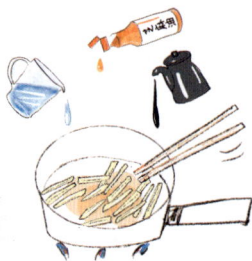

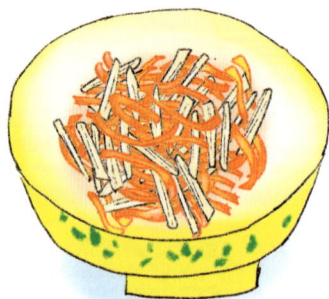

4 再倒入炒好的胡萝卜条，
稍微搅拌之后装盘。

专栏

咸菜美味的季节②

腌萝卜干、腌渍白菜

咸菜大致可以分为两类。一种是像老咸菜和咸梅干那样，加入比较多的盐，使之不易滋生微生物，以便于长期保存。为长期保存，一般加入盐或糖的标准分别是盐分浓度30%，糖分浓度60%。

第二种咸菜是利用盐水的渗透压，析出腌渍蔬菜细胞内的水分，通过使其脱水，达到短期保存的目的。脱水的细胞失去活性的同时，会进行自我消化吸收。而且，在被排出的水分和营养成分当中，乳酸菌和酵母菌不断繁殖，开始发酵。由于乳酸菌和酵母菌占优势，所以可以延迟腐败菌的繁殖，蔬菜中的土腥味和涩味也会被分解，形成咸菜特有的鲜味和香气。

另外，有些咸菜，可以像下面介绍这样，通过改变盐分的浓度，来改变其发酵方式。

【盐分浓度2%~3%】

一般浅渍菜的盐分浓度在2%~3%。

盐分浓度为2%时，由于植物细胞的盐分浓度大约为0.85%，通过渗透压会析出植物细胞中的水分，进而成为咸菜。不过，因为盐分浓度低，所以杂菌容易和乳酸菌一起繁殖，腐烂变质会较快。这就是浅渍菜不能保存太长时间的原因。

【盐分浓度 5%~10%】

盐分浓度为 5%~6% 时，很多杂菌难以繁殖，乳酸菌就占优势。由于乳酸菌的酸味作用，盐分会变得温和，再加上腌渍的蔬菜被分解产生的鲜味和风味，最后便形成均衡的绝妙味道。

在一定的天数内可以保持其美味的口感，但持续进行发酵的话，酸味就会加重，过多生成的酪酸菌会使香气变差，或者形成腐败菌。

盐分浓度上升到 6%~10% 时，乳酸菌会更有优势，可以保存更长时间，咸度也会增加。

【盐分浓度 15%~30%】

将盐分浓度提高到 15% 以上的话，乳酸菌就很难繁殖。

20%~30% 盐分浓度时，几乎所有的细菌都不能繁殖，咸菜可以长期保存。

不过，含水分多的蔬菜和果实用盐腌渍时，析出的水分会很多，从而降低盐分浓度，所以需要特别注意。在这种情况下，可以先晾干去除水分，或者根据被析出水分的量来适当增加盐的量。

在古风村，秋冬季节蔬菜收获量多时，经常做"腌渍白菜"和"腌萝卜干"。

白菜晾晒半天到 1 天左右去除水分，用 12%~17% 浓度的盐水进行腌渍。白菜具有的鲜味，与盐的咸味、辣椒的辛辣味、乳酸菌的酸味混合在一起，让人欲罢不能。

虽然腌渍的盐分浓度高，但由于白菜的组织柔软且水分多，所以发酵和自我消化吸收得也快，不易保存太长时间。

腌萝卜干是将萝卜充分晾晒 1~2 周左右，去除水分之后用 7% 左右浓度的盐水进行腌渍。

晾晒之后营养和美味都被浓缩的萝卜干，用盐和米糠腌渍，可以保存更长时间，而且各种风味和香气叠加，是一道味道绝美的咸菜。

第 7 章

四季均可
食用的美食

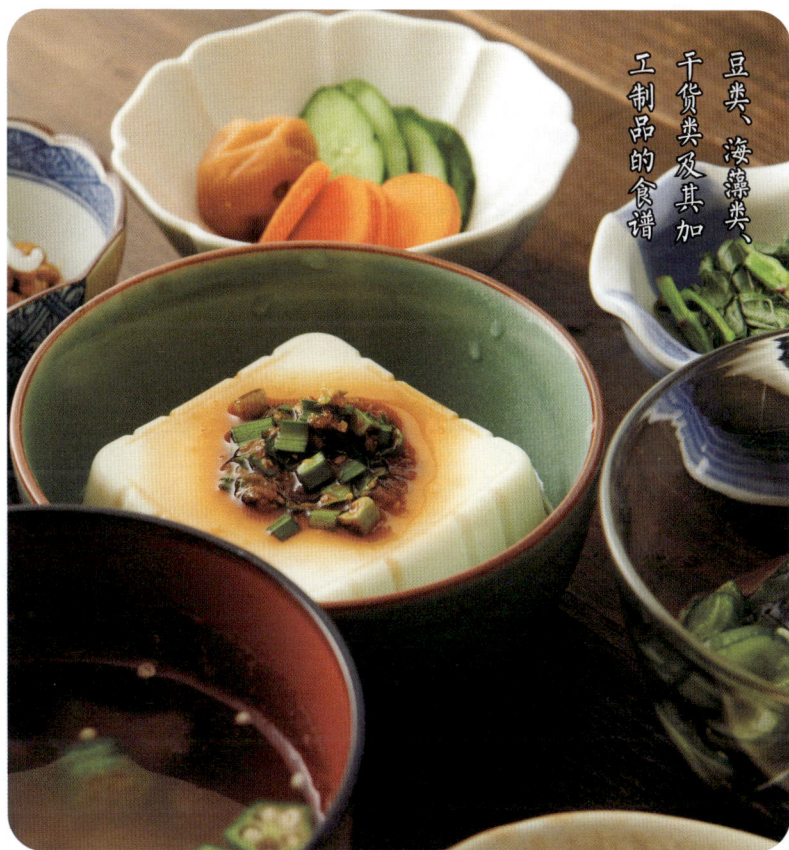

豆类、海藻类、干货类及其加工制品的食谱

海藻

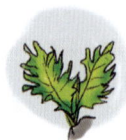

在四周被大海包围的日本，**海藻自古以来就成为与人类关系密切的食物。**古代将所有的藻类统称为"藻"，而将海水中生长的藻称为"布"。据平安时代记载，当时食用的海藻有 21 种，是当时重要的食物来源之一。

海带

6~8 月左右是收获时期。古代被称为"广布"和"夷布"，从平安时代末期开始称为"海带"。它是向朝廷进贡、举行仪式以及天皇御膳中的宝贵食品。室町时代，随着日本海航线的开辟，海带逐渐传播到各地，后来还被用于军粮，江户时代开始普遍用于日常料理。

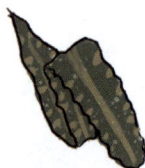

海带

裙带菜

食用的是 3~6 月采摘的鲜嫩部分。与海带相同，是一种日本人自古以来食用的海藻，曾叫"芽"和"和布"，很受重视。

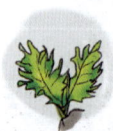

裙带菜

鹿尾菜

鹿尾菜名字的由来是由于其形状类似鹿的尾巴。鹿尾菜的芽相当于植物的叶，长鹿尾菜相当于植物的茎。春季较软的鹿尾菜常被晾干制成干菜食用。

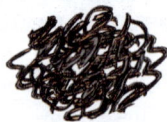

鹿尾菜

紫菜

是苔藓状或柔软叶状"藻类"的总称，在淡水和海水里都可以生长。从江户时代就开始养殖了。据说干紫菜的加工方法借鉴了传统和纸的制作方法。

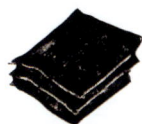

紫菜

海蕴

因附着在马尾藻等其他藻类上生长，所以被称为"海蕴"。从冬天到初夏时节，人们会收割其嫩芽食用。特点是光滑而有黏性。

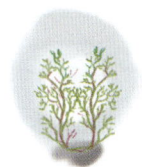

海蕴

鹿角菜（红藻类）

干燥或加盐保存，是做海藻沙拉和味噌汤的常见食材。

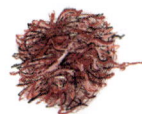

鹿角菜

鸡冠菜（红藻类）

一种红色藻类，近年来也有脱色后的白色和绿色品种。过去曾用作生鱼片的配菜。

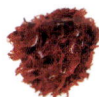

鸡冠菜

石花菜（红藻类）

通过晾晒使石花菜脱色后，经水煮可做成石花菜凉粉或琼脂。石花菜凉粉从奈良时代就开始被食用。将冷冻后去除杂质的石花菜凉粉干燥后制成琼脂，是江户时代研发的保存方法，可以长期保存。

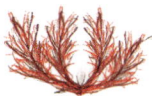

石花菜

海带 被称为海里的蔬菜，富含碘、钙和膳食纤维，以及鲜味成分谷氨酸和水溶性纤维藻酸。

裙带菜 与海带相似，含有膳食纤维和矿物质。

鹿尾菜 在所含的矿物质中，钙和铁的含量较高。

紫菜 含有很多蛋白质，甚至被称为"海里的大豆"。在9种人体必需的氨基酸当中，紫菜中包含8种。另外，还含有类胡萝卜素。

石花菜 用石花菜做成的琼脂大约有77%的成分是膳食纤维，有助于改善肠内环境。

准备工作

海带 主要用于制作高汤。海带中的鲜味成分需要大约10小时才能充分溶解于水，所以需要浸泡在水中并放入冰箱冷藏。急于食用的话，可以将水加热到60~70℃，用小火炖10分钟左右。当水温达到80℃时，海带会浮上来。

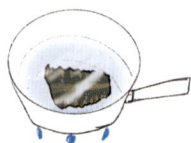

海带

裙带菜 盐渍裙带菜需要多次水洗去除盐分。干裙带菜需要在水中泡发几分钟即可使用。

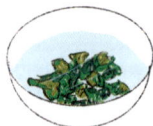

裙带菜

鹿尾菜　干的长鹿尾菜需要用水泡发10分钟左右，鹿尾菜芽用开水烫几秒就行。

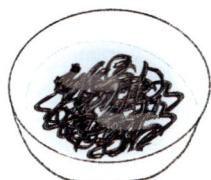
鹿尾菜

海蕴　用盐腌渍的海蕴，需要先去除盐分。

红藻类　用石花菜等红藻类做成的琼脂棒，要先浸泡在水中，使其吸收水分。之后，挤去多余水分，揪成小块放入需要凝固的液体中加热。琼脂完全溶解后再冷却，就成为果冻状了。但若液体中含有酸性成分，琼脂可能无法凝固，需要特别注意。

如果是琼脂粉，直接放入需要凝固的液体中，加热之后再冷却就可以了。

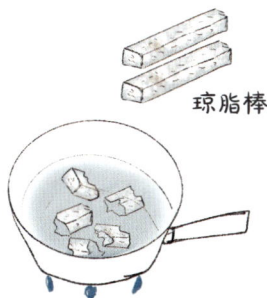
琼脂棒

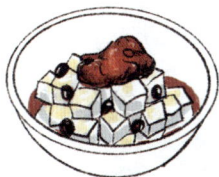
豆沙水果凉粉

佃煮海带

做高汤时用的海带　自己喜好的量

1 将做高汤时用的海带切成方便吃的大小放入锅中，加入没过海带块的水，用小火慢慢地炖。

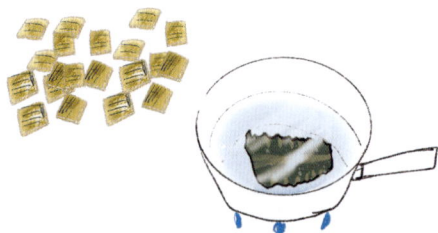

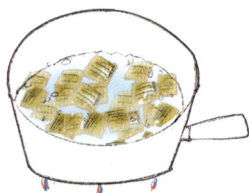

2 在炖的过程中，一边观察海带的状态，一边补充因加热而蒸发掉的水。

3 将海带块炖至变软之后，加入 1 小勺酱油和少许味淋，品尝味道。

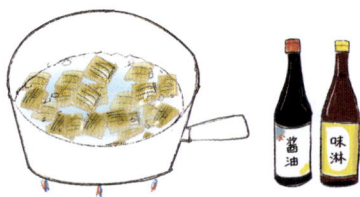

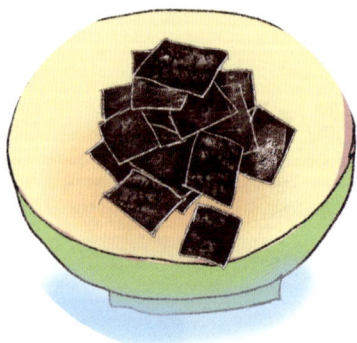

4 收汁后，料理完成。

油炸豆皮炖长鹿尾菜

分量和食材
分量　2~4 人份
干的长鹿尾菜　15~20 克
油炸豆皮　1/2 片

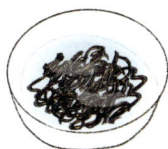

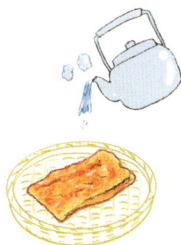

1 干的长鹿尾菜按照商品包装说明用水泡发，切成方便吃的大小。将开水浇在油炸豆皮上去油之后切成细丝备用。

2 将 1 小勺芝麻油倒入平底炒锅加热，放入长鹿尾菜丝和油炸豆皮丝，用中火翻炒。

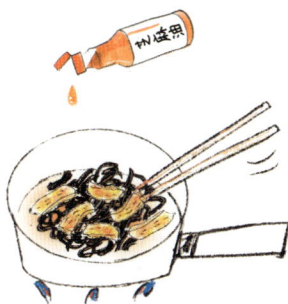

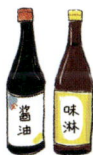

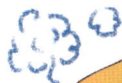

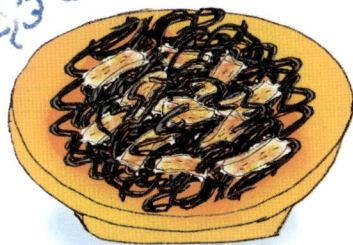

3 加入 1 小勺酱油和 1 小勺味淋，品尝味道之后，快速搅拌均匀装盘。

生病或身体不适的人不放味淋，只用酱油调味。另外，在调味之前要加水烹调。

豆芽菜

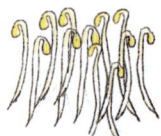

是指大豆、绿豆和黑豆等豆类在避光状态下发出的嫩芽。比豆类本身更容易被消化，营养成分丰富。

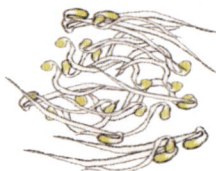
豆芽菜在避光处发芽

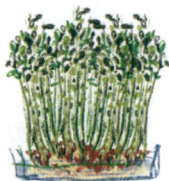
豆苗在光照下发芽

在日光照射下，蔬菜的种子生长出来的绿色的嫩芽叫作"植物嫩芽"。另外，豆苗是豌豆的嫩芽。

{历史}

有记载说，奈良时代人们曾食用谷物、豆类和蔬菜的种子在避光处发出的嫩芽，但当时似乎是作为药物食用。在江户时代，豆芽菜主要是在农村地区被食用，大正时代以后才推广至整个日本。

{成分·效用}

豆类发芽成的豆芽菜，比豆类口感好、更容易被消化。另外，豆芽菜保留了豆类原有的营养成分，还含有豆类本身缺乏的维生素 C。很多人对豆芽菜的印象是廉价、营养价值低，但其实它是非常有营养的食物。

准备工作

切掉须根口感会更好。通常的做法是先焯水，断生后沥干再进行烹调。

加热

洗净后直接加热。用大火充分加热平底炒锅，快速翻炒，会享受到爽脆的口感。

凉拌小菜

分量和食材
分量　2~4 人份
豆芽菜　100 克
青菜　100 克

1 豆芽菜用开水焯一下，再用凉水清洗，沥干水分备用。

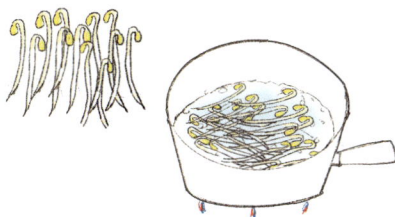

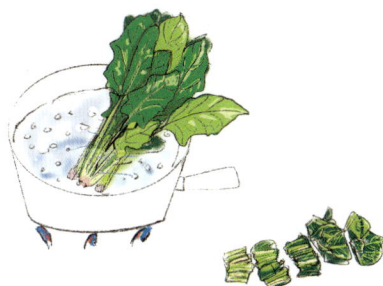

2 青菜用开水焯一下，再用凉水洗一下，用力挤去水分，切成方便吃的大小备用。

盐

芝麻油

3 将豆芽菜和青菜段放在一起，用少许大蒜泥和1大勺芝麻油凉拌，加少许盐，品尝味道进行调味之后装盘。

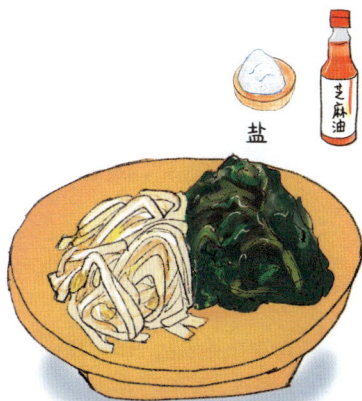

大豆和小麦加工制品

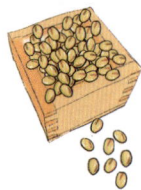

　　大豆富含蛋白质，自古时就被加工成各种食品，是深受日本人喜爱的食材。接下来按照食品类别分别介绍其特点。

豆腐

　　发源地是中国，但到底是什么时候传入日本的，众说纷纭。一个说法是奈良时代的遣唐使带回来的；一个说法是平安时代末期，春日大社的供品中有关于豆腐（当时叫唐符）的记载；另一个说法是由镰仓时代的归化和尚传入的；还有一个说法是来源于室町时代初期的读物，《庭训往来》中有关于"豆腐羹"的记录；等等。但不论哪个传说，都可以推断出豆腐是奈良至平安时代传入的。

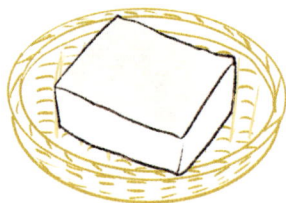

　　之后在禅寺不断进行改良，在室町时代末期推广至日本全国，到了江户时代已经成为家喻户晓的食材了。

豆浆

　　在日本并不常见，1980年以后经过改良，口感改善后才开始普及。

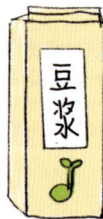

豆腐渣

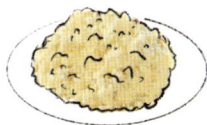

豆腐渣

在制作豆浆或豆腐的过程中，过滤剩下的固体就是豆腐渣。

因为豆腐渣不容易存放，所以大多以低廉的价格出售，但自古以来深受人们喜爱。近年来，生的豆腐渣作为食物的需求减少，逐渐被废弃或作为饲料。不过，低热量又富含蛋白质和膳食纤维的豆腐渣，凭借其营养价值应该被重新重视。

汤叶（豆皮）

豆浆加热的时候，表面会形成蛋白质凝固的膜，晾干后可以保存食用。在素食中，常作为重要的蛋白质来源。

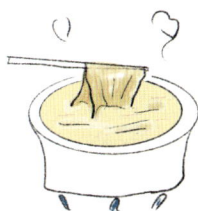

汤叶

油炸豆腐

是把豆腐切成薄片后油炸而成的。

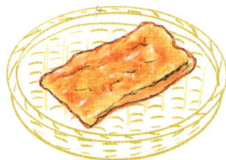

油炸豆腐

高野豆腐（冻豆腐）

据说是 11 世纪开始制作的。高野豆腐是在寒冷的冬天将豆腐冷冻之后再干燥保存。

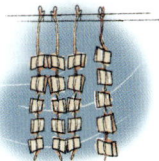

冻豆腐

纳豆

有一种推测认为，煮豆、稻草再加上合适的温度，偶然性地产生了纳豆，但这一说法还并未得到证实。还有一个传说是，圣德太子将用作马饲料的煮豆用稻草包着放置几天后形成了纳豆。关于纳豆的最早的记载见于平安时代中期的《新猿乐记》。

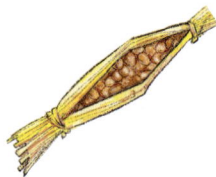

纳豆

在1918年的大正时代，确立了纳豆菌的制造方法，开始工厂化生产。还曾作为军用餐，后来成为日本人重要的营养食品。随着冷藏技术的进步，1960年以后开始在全国流通。

传统的纳豆制作方法是，将蒸好的大豆用稻草包裹，在40℃左右的环境下保温放置1～2天左右。附着在稻草上的纳豆菌转移至大豆上并繁殖，进而发酵形成纳豆。

面筋

日本自奈良时代开始将小麦加工制作成面筋。

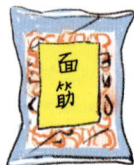

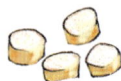

据说茶道大师千利休发明了面筋烤制的吃法，进而才有了现在的烤面筋。

准备工作

木棉豆腐

要保持木棉豆腐的硬度，需要控干水分。将豆腐捞至小笼屉中，放置一段时间，可以在一定程度上控干水分。但想要最大限度去除水分的话，可以将其包在厨房纸巾中，放入盘里，再在上面放上压物石。如果刚开始就用很重的压物石，豆腐会变形，所以要逐渐增加重量，最终使所有豆腐都被均匀压住。

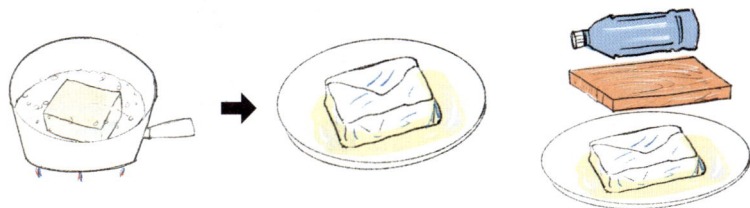

嫩豆腐

想要嫩滑的口感，同时还要保持豆腐形状的话，可以将其捞至小笼屉中控干水分。想要做凉拌豆腐的话，将其放入未烧开的热水中短时间煮一下，豆腐会更容易沥干水分。之后包在厨房纸巾中，静置1个小时以上，慢慢地控干水分。

蒜香酱油凉拌豆腐

分量和食材

嫩豆腐　自己喜好的量
蒜香酱油　适量

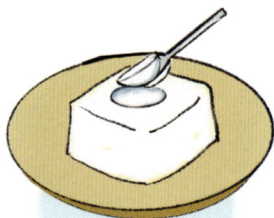

1 嫩豆腐用小笼屉沥干水分后装盘，在豆腐正中间用勺子挖一个小坑。

2 在小坑中倒入蒜香酱油（制作方法见P169）。

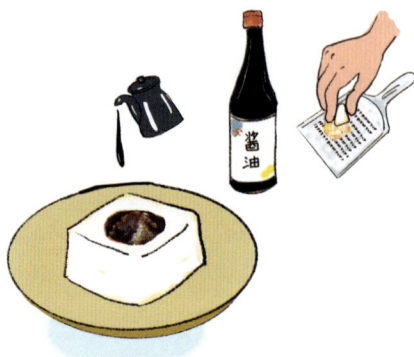

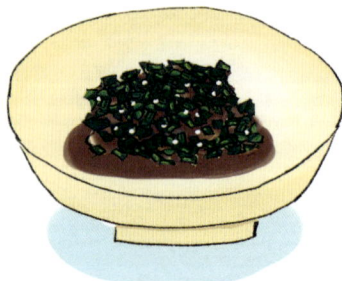

3 然后在小碟子里再准备些蒜香酱油，以备后续可以继续调味使用。

红紫苏梅子醋渍豆腐

分量和食材
木棉豆腐　自己喜好的量
红紫苏梅子醋　适量

1 将木棉豆腐包在厨房纸巾中，好好控干水分备用。

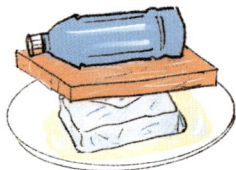

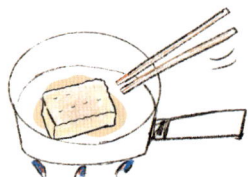

2 用平底炒锅将豆腐两面煎至焦黄色。

3 豆腐晾凉后，放入密闭的容器或口袋中保存，加入能没过整块豆腐的红紫苏梅子醋。尽量抽去里面的空气，放入冰箱冷藏。

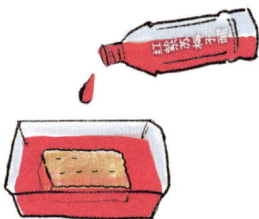

4 大约经过1周的时间，豆腐会染至漂亮的红色，切成方便吃的大小装盘。

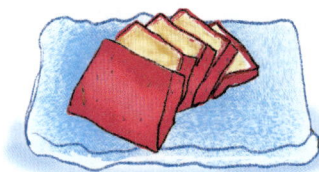

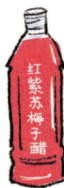

香菇炖豆腐

分量和食材
木棉豆腐　自己喜好的量
香菇　适量

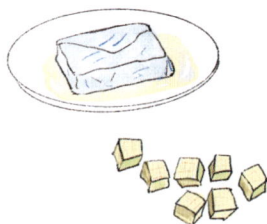

1 木棉豆腐用厨房纸巾包裹，放上压物石，充分控干水分后切成麻将块备用。

2 香菇切成薄片放入锅中，加入没过食材的高汤、1小勺酱油、1小勺味淋，品尝味道后用中火炖煮。

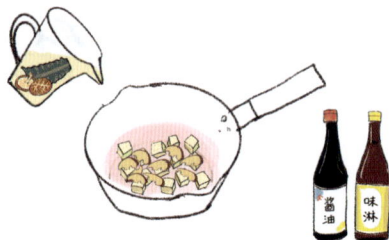

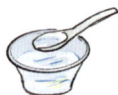

3 香菇片熟了之后加入豆腐块炖开。先关火，然后加入用葛根粉勾好的芡汁。

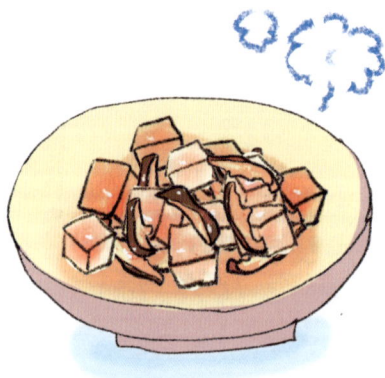

4 再次开火加热，呈黏稠状就可以关火装盘。

生病或身体不适的人要使用海带和干香菇做的植物性高汤，并且只用酱油调味。

汤豆腐

分量和食材
分量　2 人份
豆腐　自己喜好的量
海带　15 厘米宽的方片

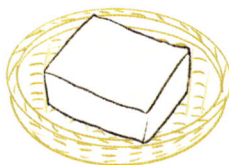

1 豆腐轻轻水洗之后放入小笼屉沥水，然后切成自己喜欢的大小备用。

2 砂锅中装满水，放入海带，加入豆腐块，用小火慢慢加热。豆腐块的边膨胀时是最好吃的时候，最好在豆腐炖出气泡前吃。

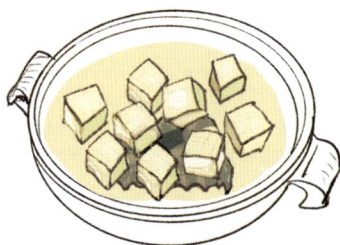

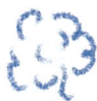

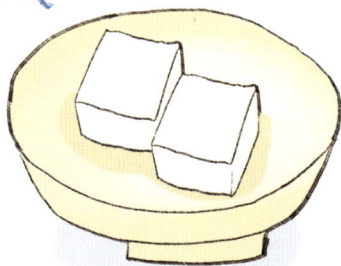

3 往干鲣鱼花高汤中加入少许酱油，作为蘸豆腐的调料汁使用。

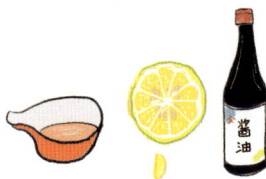

生病或身体不适的人，蘸着柠檬汁酱油或者蒜香酱油吃。

豆皮炖面筋

分量和食材

分量　2~4 人份
豆皮　6~10 克
面筋　10 个左右

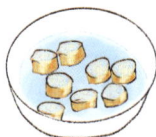

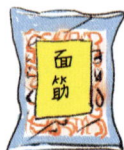

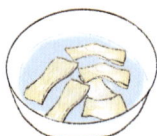

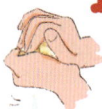

1 豆皮和面筋用水泡发，沥干水分后放入锅中备用。

2 在锅中倒入没过食材的干鲣鱼花海带高汤，并加入少许酱油，品尝味道。

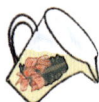

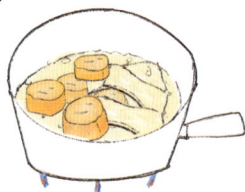

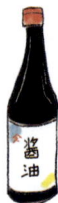

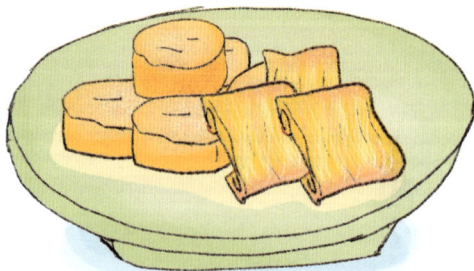

3 用小火加热，待食材煮熟后装盘即可。

卵花豆腐

分量和食材
分量　2~4 人份
豆腐渣　200 克
胡萝卜、香菇、生菜　各 20~30 克
高汤　200 毫升

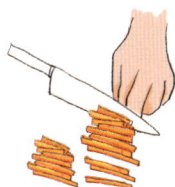

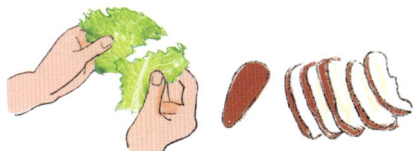

1 胡萝卜切丝；香菇切薄片；生菜洗净沥干水分，用手撕成小块备用。

2 平底炒锅倒入 1 大勺芝麻油，用中火加热，炒胡萝卜丝、香菇片和生菜块。

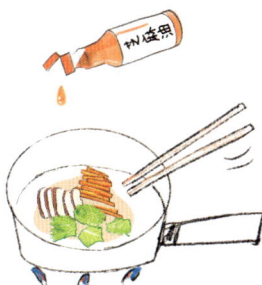

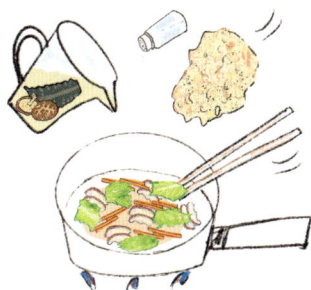

3 炒熟后，再加入豆腐渣翻炒，待豆腐渣也炒熟后，加入烧开的高汤和少许盐。

4 用小火炖至收汁，料理完成。

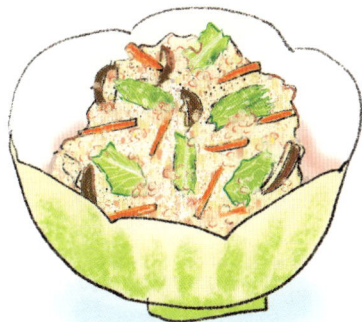

豆腐炸豆皮味噌汤

分量和食材

分量　2~4 人份
豆腐（木棉豆腐或嫩豆腐都行，按照喜好选用）　1/2 块
炸豆皮　1/2 张
高汤　300 毫升

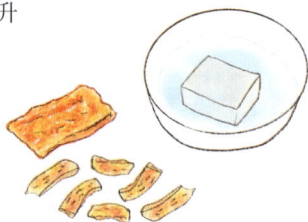

1 豆腐水洗之后捞至小笼屉沥干水分。炸豆皮浇上开水去除油分之后，切成长条备用。

2 将豆腐切成自己喜欢的大小，放入海带和干鲣鱼花熬制的高汤中。

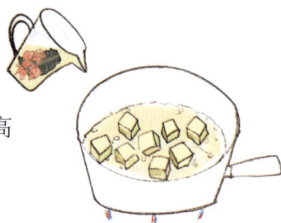

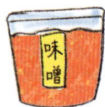

3 待豆腐熟后，加入 1 大勺味噌，进行调味。

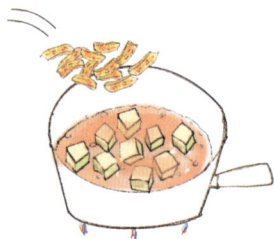

味噌

4 最后，加入炸豆皮条，稍微加热后，料理完成。

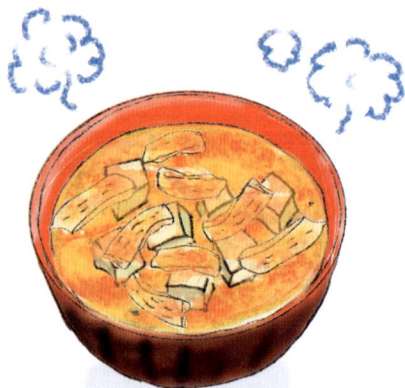

韭菜味噌煎炸豆皮

分量和食材
分量　2~4 人份
炸豆皮　2 张
韭菜　100 克

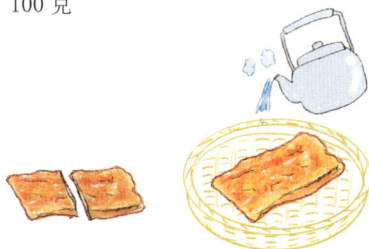

1 炸豆皮用开水烫一下去除油分，控干热水，对半切开，从中间扒开，使其能塞入东西。

2 取 2 大勺味噌放入小碗中，加入少许味淋来稀释味噌。韭菜切碎之后与稀释好的味噌充分搅拌。

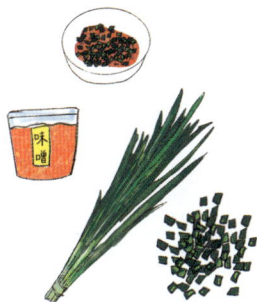

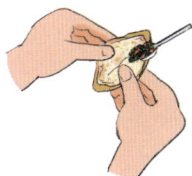

3 往炸豆皮里塞入调好的味噌。

4 平底炒锅倒入芝麻油后小火加热，放入夹好味噌的炸豆皮，小火慢煎至有焦痕，两面都煎好，料理完成。

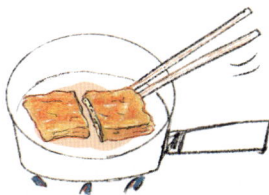

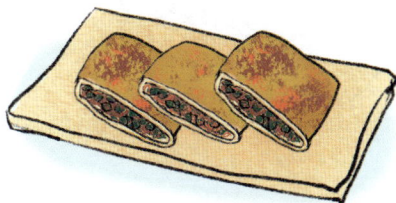

萝卜泥小杂鱼凉拌纳豆

分量和食材
纳豆　自己喜好的量
小杂鱼　自己喜好的量

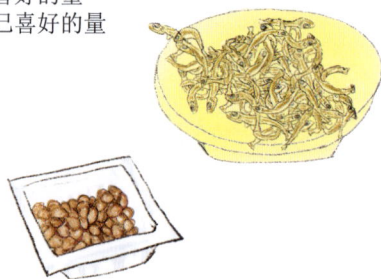

1 将小杂鱼放入纳豆里好好搅拌备用。

2 研磨出一些萝卜泥，稍微挤去水分之后，将其放在拌好的小杂鱼纳豆上。

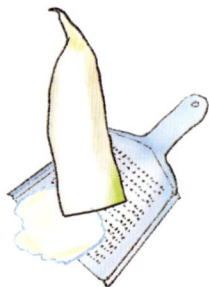

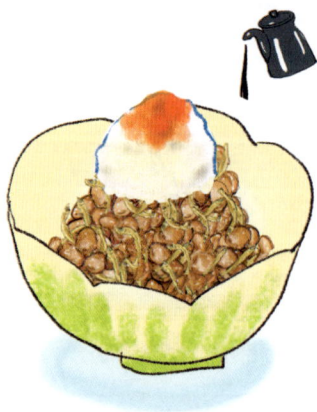

3 按个人喜好倒上酱油食用即可。

纳豆汤

分量和食材
分量　2~4 人份
纳豆　30~50 克
味噌汤　2 人份

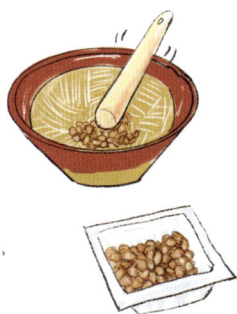

1 将纳豆用研磨钵捣碎。想要有颗粒感的话，粗略研磨就可以；想要黏性强的话，就要仔细研磨。按照个人喜好进行调整。

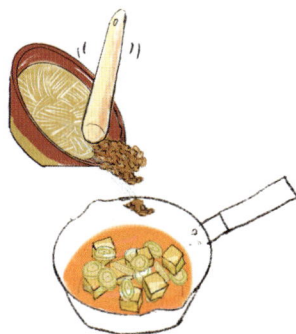

2 在味噌汤里加入捣碎的纳豆加热。注意不要煮开。

如果煮开的话，有时会过于黏滑，也会破坏纳豆独有的香气，所以最好是稍微加热之后，立即关火盛出。

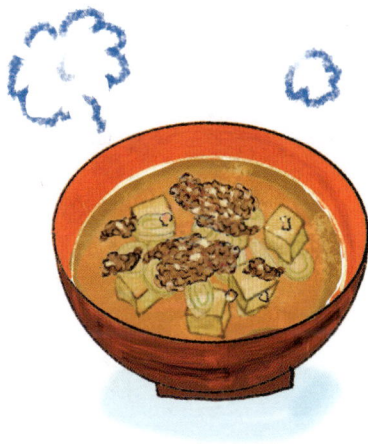

面筋裙带菜味噌汤

分量和食材
分量　2~4 人份
面筋　4~6 个
干裙带菜　1 小把
高汤　300 毫升

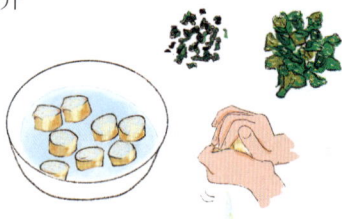

1 干裙带菜和面筋用水泡发之后，沥干水分备用。

2 用中火加热用海带和干鲣鱼花熬制的高汤。煮开后加入 1 大勺味噌，边尝味道边搅拌溶解。

食疗期间的话，建议不要使用干鲣鱼花做的高汤，而是使用海带或者海带和干香菇混合做的高汤。

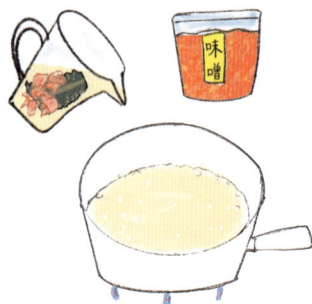

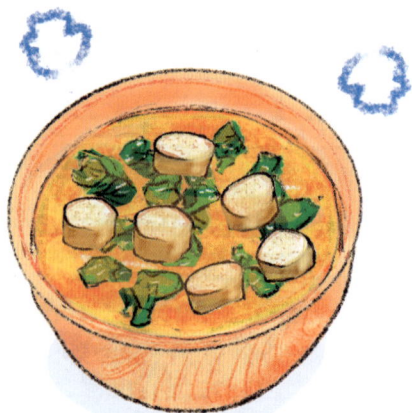

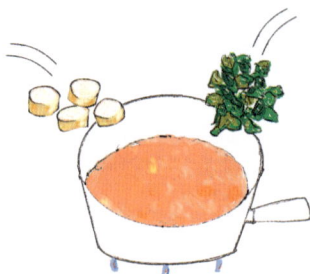

3 放入所有食材用小火加热，食材煮熟之后盛出。

醋拌面筋黄瓜

分量和食材
分量　2~4 人份
面筋　10 个左右
黄瓜　100 克

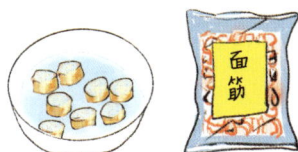

1 面筋用水泡发，用力挤干水分备用。

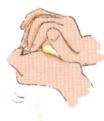

2 黄瓜擦成薄圆片，再用盐揉搓之后挤干水分备用。

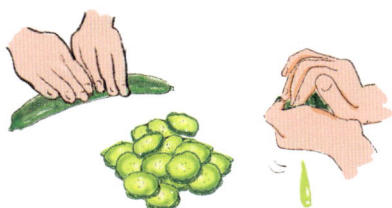

3 将所有食材装盘，用 1 大勺酱油、1 大勺味淋和 1 大勺醋调制成调味汁，淋在食材上即可。

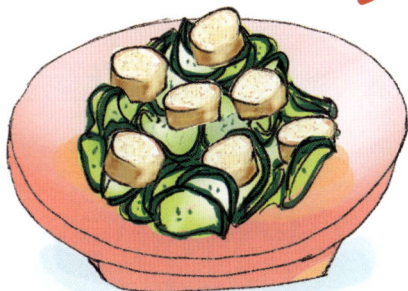

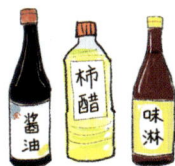

车轮面筋甘味煮

分量和食材
分量　2~4 人份
车轮面筋　2~3 块
高汤　200 毫升

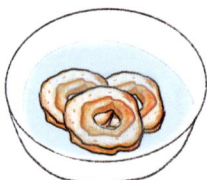

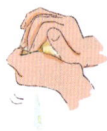

1 车轮面筋用温热的水泡发至全部浸湿的状态，使劲挤干水分。

2 在锅中倒入没过车轮面筋的高汤，加入 1 小勺酱油和 2 小勺味淋品尝味道，调好味后用中火加热。

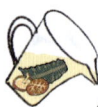

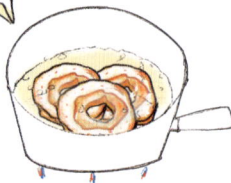

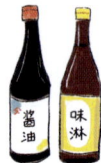

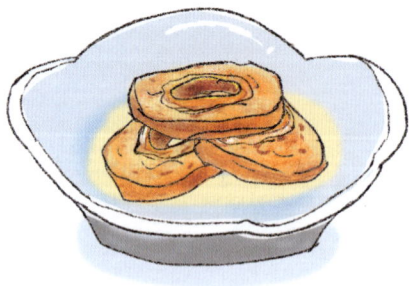

3 煮开之后调至小火，慢慢炖至收汁，料理完成。

生病或身体不适的人建议不要使用干鲣鱼花做的高汤，而是使用海带或者海带和干香菇混合做的高汤。

284

庆典日子的美食

鸡蛋、面食等

"疾病不单是身体方面的疾病，也有精神方面的疾病。精神与身体有着很深的联动关系，也有一些疾病是来源于精神方面的。"

"不好的饮食会使精神紊乱，好的饮食可以保持精神稳定。"

这两句话都是出自秋山老师。

老师对患病的人进行了严格的膳食养生指导，对没有患病的人，为了不让他们感到压力，并能吃得可口，精心研制了膳食养生食谱。

希望大家能品尝糙米、味噌汤、咸梅干、咸菜和蔬菜料理的美味，真切体会到饮食对身体状态的积极影响，也希望大家能主动实践膳食养生。

在古风村，每隔7～10天就会吃一次村民们散养鸡下的有机鸡蛋和用安全饵料喂养的鱼做成的料理。

另外，大概每个月一次，工作人员及村民还会享用亲手制作的咖喱、意大利面、生鱼片等，并根据大家的喜好制作相应的料理。

如果为了身体健康而强迫自己完全不吃肉、油、蛋、乳制品、甜食等，或者被人强行限制饮食，这种缺乏理解和内心认同的做法往往会产生心理抗拒而导致失败。

不仅如此，还会因为没能坚持膳食养生而产生罪恶感，并且自责，从而对身体产生进一步的负面影响。

秋山老师一般不会强制大家进行膳食养生，而是让大家能真正理解并亲身感受到其中的改变，进而主动实践膳食养生。

另外，对于"只吃对健康有益的食物""控制饮食身体就会健康"等极端或一时性流行的健康理念，我一直持怀疑态度。

在任何一个时代都会涌现各种各样的健康理念和健康食品。当对膳食养生感到困惑的时候，请铭记秋山老师如下的话语，尝试回归饮食的初心！

"食物会转化为血液，血液会充养身体。"

"动物没有医生，它们通过断食、安静和保温来疗愈身体。"

"人类曾经历过饥饿，我们的祖先在几千年间从未像现代人这样摄入如此多样的食物。"

"把人们长期习惯的食物当作基本饮食。"

后　记

膳食养生需要时间来促进血液更新，但是如果不仔细咀嚼，营养物质就很难被身体吸收。

虽不能说膳食养生一定能治好疾病，但它没有副作用。只要改变饮食方式，人生也会发生一定程度的改变。

以上是秋山老师长时间实践膳食养生的经验总结。非常诚恳，也饱含了其本人经历的厚重感。

在古风村生活之前，工作是我人生的中心，工作以外的时间都用来排解因工作而产生的压力。由于获取外界的信息和物质非常便捷，为了排解压力，接触这些唾手可得的事物让我暂时忘记了烦恼，甚至误以为自己轻松了许多。但这样下来，一天的时间转瞬即逝，有时连回忆前一天做了什么都变得很困难。

然而，在遇见秋山老师之后，时间似乎变得慢了许多。居住在被自然风景包围的深山里，报纸、电视和网络都从生活中消失了，但秋山老师那道破真谛的话语却会响彻内心，从而改变了我。

秋山老师这些话语的深度和分量，可能来自我们这个年代的人未曾经历过的体验。老师认为，"追求事物亘古不变的本质"是他的人生信条，而"追求本质"正是我所缺乏的东西。

我接受了老师"追求事物的本质"这句话，也慢慢地理解了老师这句话的含义，逐步从对生活的茫然、不安和疲于奔命的状态中解脱出来。于是，对人生的恐惧和紧张也随之消失了。

不久后，我开始思考料理的"本质"。刚开始研究料理的时候，我偏重于短时间内就能轻易做出的美食。

在味道上，我也做出了改变。来古风村之前，我喜欢那些强烈且刺激的调味料，因为它们能让我感受到美味。但随着对老师料理本质的理解加深，我开始尝试精心烹调，同时思考身体所需的真正味道。

而且，我发现"膳食养生就是爱惜自己"。这是我在迄今为止的人生中最怠慢的一件事情。能够爱惜自己，就能用心过好每一天，让每一天都变得充实。

为了再现老师的养生食谱，我反复向老师请教，但老师始终没有将他研发的料理整理成食谱。

对膳食养生来说，最重要的不是再现食谱，而是使用人们长期食用的食材和调料，调制成身体真正所需的味道，尽可能不加工，或只是简单地烹调，并且在吃的时候要好好咀嚼。

"了解自己身体所需的食材和味道，通过饮食来养护身体，治疗疾病。"这就是秋山老师膳食养生的本质。

在做法上，老师认为料理的方式可以各有不同，只要自己心中怀有"享受食物美好的强烈意愿"，就足够了。

为了让大家感受到老师的料理究竟是什么，简单的调味又是怎么回事，我觉得需要一个可以参考的具体食谱，因此才有了这本书的问世。

秋山老师从 2021 年的初夏一直到生命的最后阶段，都在与大家交流。为了不给周围人添麻烦，他一直努力自己去洗手间，但渐渐地变得无法进食了，后来连喝水也减少了。在某一天早晨，老师将双手交叉在胸前，安静地离世了。

老师生前常说："因为我在讲述人们健康方面的事情，所以希望自己死去的时候，能够不吃不喝，一个人安静地离去就好。"

一语成谶，老师如愿地寿终正寝了。

自该书出版前一年的 5 月份，我向老师传达了编写本书的意愿，并不断向他请教。为了避免将老师想传授的知识写错，我反复地跟老师确认了每一个知识点。

但没能让老师看到该书的出版，实在是非常遗憾。

基于希望向更多的人传授老师的养生之法，也希望更多人的身体能借此得到改善这一质朴想法，我接受了这本书的执笔工作。这是一项超出本人能力的任务，一直让我非常焦虑。幸运的是，在众人的帮助下，总算得以完成此书。

感谢秋山老师给予的那些不可追替的宝贵时光。也非常感谢能有这样珍贵的机会，同时对帮我克服各种困难并精心编辑的出版社老师表示感谢。

与我共同编写本书的草野薰女士、铃木静华女士和吉村设计事务所的各位朋友，以及山西茂先生、山田洋子女士等很多人都给了我非常多的支持，在此深表谢意。

如果这本书能对大家略有帮助的话，我将深感荣幸。

山田刚